MISSION MANAGEMENT

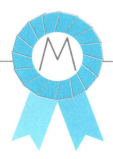

ミッションマネジメント
対話と信頼による価値共創型の組織づくり

武村雪絵
東京大学大学院准教授

医学書院

著者紹介

武村雪絵（たけむら ゆきえ）

東京大学大学院・准教授
東京大学医学部保健学科卒業後，東京大学医学部附属病院，虎の門病院で看護師として勤務。1998年に東京大学大学院医学系研究科健康科学・看護学専攻に進学し，2003年，同専攻看護学講座助手。2006年，東京大学医学部附属病院副看護部長，2011年，東京大学医科学研究所附属病院看護部長。2012年12月，東京大学で初めての看護職副病院長に任命された。2015年4月より東京大学大学院医学系研究科健康科学・看護学専攻看護管理学分野（基礎看護学教室）准教授。同年6月より看護体系・機能学分野兼担。日本看護管理学会副理事長。

ミッションマネジメント
──対話と信頼による価値共創型の組織づくり

発　行	2016年 8月15日　第1版第1刷Ⓒ
	2016年10月15日　第1版第2刷
著　者	武村雪絵
発行者	株式会社　医学書院
	代表取締役　金原　優
	〒113-8719　東京都文京区本郷 1-28-23
	電話　03-3817-5600（社内案内）
印刷・製本	アイワード

本書の複製権・翻訳権・上映権・譲渡権・公衆送信権（送信可能化権を含む）は株式会社医学書院が保有します。

ISBN978-4-260-02815-8

本書を無断で複製する行為（複写，スキャン，デジタルデータ化など）は，「私的使用のための複製」など著作権法上の限られた例外を除き禁じられています．大学，病院，診療所，企業などにおいて，業務上使用する目的（診療，研究活動を含む）で上記の行為を行うことは，その使用範囲が内部的であっても，私的使用には該当せず，違法です．また私的使用に該当する場合であっても，代行業者等の第三者に依頼して上記の行為を行うことは違法となります．

JCOPY　〈出版者著作権管理機構　委託出版物〉
本書の無断複製は著作権法上での例外を除き禁じられています．複製される場合は，そのつど事前に，出版者著作権管理機構（電話 03-3513-6969，FAX 03-3513-6979，info@jcopy.or.jp）の許諾を得てください．

はじめに

　私は，「看護管理」という，悩ましく難しく，でもやりがいがあり魅力的なこの仕事を，ともに働いた多くの看護管理者から学んだ。患者や家族に看護の力を届ける。地域住民のニーズに応える。スタッフが成長し，力を発揮し，看護の醍醐味にはまる。効率的かつ効果的に良質な医療を提供する。このように，看護管理者には未来を変える力がある。だから，一人でも多くの看護管理者が「大変だけど『看護管理』の仕事は面白い！」と，誇りをもって楽しく仕事ができるといいな，と思う。

　私は，看護師長経験がないまま副看護部長に就いた，若輩のにわか管理者であった。それでも，副看護部長，看護部長，兼任副病院長と務めてこられたのは，周囲の人々から支援を受け，優れた看護管理実践を見て学ぶことができたからである。社交辞令が言いたいわけではない。働く人をエンパワメントする条件や働く人の学習を促す条件を備えた職場環境に恵まれたから，私は看護管理者として学び，成長し，役割を果たせたのだということを伝えたい。現場から生まれた理論（例えば「ワークエンパワメント」や「状況に埋め込まれた学習」）は，今も現場に活きる。環境を整えることで，力を発揮し，輝き始める看護管理者やスタッフが大勢いるに違いない。本書がそのためのヒントを提供できればと願っている。

　本書の発端は，2012年の日本看護管理学会年次大会「教育委員会旗揚げシンポジウム」の後で，「看護管理に役立つ理論を連載で紹介しませんか」と提案されたことである。当時，看護部長であった私は，シンポジウムで「看護師長は私の顧客です」と題する講演を行い，さまざまな理論や知識が実践の力になることを紹介した。

　執筆を内諾したものの，専門家でない私が理論を紹介することにはためらいがあった。そもそも現場で働く者にとって，理論は道具である。理論が先行し，現象を無理に理論に当てはめたり，理論上の方策を唯一の解決法だと思い込んだりすれば，現場にも看護管理者にもマイナスに

作用する。私のためらいを察知したのか，編集担当者から理論にこだわらずに書くことを提案され，2014年から雑誌『看護管理』誌で「看護管理の現場を紐解く―ミッションを共有し，ともに価値を創り出す組織を目指して」と題する連載を開始した。私が看護管理者として働くうえで力になった理論や知識，ものごとの捉え方や考え方を紹介したが，一貫して伝えていたのは，理論や知識自体というよりはサブタイトルでもある「ミッションを共有し，ともに価値を創り出す組織を目指す」という管理者の基本姿勢である。

　本書はこの連載に，2011年から2012年に『週刊医学界新聞看護号』で連載した「看護師のキャリア発達支援―組織と個人，2つの未来をみつめて」を統合し，大幅に加筆したものである。

　本書で伝えたいのは，看護管理者としての2つの基本姿勢である。1つは，自らの「ミッション」を問い，対話によりスタッフと共有すること。もう1つは，スタッフと組織が内に有する力を信頼し，力を伸ばし，力が発揮されるよう「エンパワメント」すること。この2つを基本姿勢とすることで，スタッフも組織もきっといい方向に動いていく。

　研究者としても看護管理者としても未熟な私が本を出すことには，今もためらいがある。しかし，これまで多くの人々から支えられ，学んできたことへの恩返しとして，私なりにいくつかの理論や経験を整理統合して本書を完成させた。『週刊医学界新聞』『看護管理』の連載を企画し，長きにわたって執筆を支えてくださった医学書院の小齋愛さん，本書発行に向けてさまざまな助言，提案をして再構成を支えてくださった石塚純一さんにこの場を借りてお礼を伝えたい。そして，研究にご協力くださった方々，ともに働いた看護管理者，スタッフの方々に心から感謝している。本書が現場の看護管理者の方々の何らかのお役に立てればうれしく思う。

2016年7月

武村雪絵

はじめに…iii

イントロダクション　　　　　　　　　　　　　　　　　　　1

- ❶ にわか管理者…2
- ❷ 私に与えられたもの…4
- ❸ 私のなかにあったもの…8
- ❹ 本書の構成…12

第1部　管理者としての自分を支える2つのキーワード　ミッションとエンパワメント　　　15

❶ 管理者である私を支えるミッション…16
　　仕事の喜びと充実感を得るのはどんなとき？…16
　　自分が今取り組んでいることに意味を与える…17
　　何を成すために今，ここにいるのかを問う…18

❷ 私の物語としてのミッション…22
　　自分の言葉でミッションを語る…22
　　自施設のミッションが私の「物語」につながる…22
　　事例を重ねることで物語の厚みとコミットが増す…23
　　「共感の物語」を語ることが人と組織を動かす…25

❸ 2つの「役割」…28
　　「組織役割」と「場面役割」…28
　　役割を果たすために私は今，ここにいる…28
　　補佐という役割…29
　　部下に納得をもたらす…31
　　部下の役割発揮をサポートする…31
　　スタッフからのSOS…32
　　すべての人が自らの役割を果たせるように…34
　　その場面で自らが発するメッセージに敏感になる…34

❹ **ミッションとエンパワメントによる看護管理**…37
　　　リーダーシップとマネジメント…37
　　　目標と日々の活動をミッションに結びつける…39

❺ **まとめ**…41

第2部 | 組織の中の「人」
多様な真実を共存させながら生きる「人」と働く　43

❶ **人間観の変遷とマネジメント理論**…44
　　　マネジメント理論の変遷…44
　　　5つの人間観…44

❷ **「合理的経済人としての人間」**…47
　　　科学的管理法の父，フレデリック・テイラー…47
　　　「科学的管理法」への転換により労使双方が恩恵を享受…48
　　　現代にも通用するシンプルなマネジメント理論…49
　　　経営者の誤用によりテイラーの理念から乖離…50
　　　合理的経済人モデル…51
　　　時代の影響と経営思想…52

❸ **フォード車と豊かな大衆の出現**…53
　　　大量生産による低価格化の実現…53
　　　賃上げで豊かさを得た労働者…54
　　　フォードに見る経営に潜むパラドックス…55

❹ **「社会的感情人としての人間」**…56
　　　多くの学問を修めた産学研究者，エルトン・メイヨー…56
　　　離職率を劇的に改善させたミュール実験…57
　　　ホーソン実験…57
　　　失敗から導き出された仮説…58
　　　面接調査がもたらした思わぬ成果…59
　　　「人間関係論」と社会的感情人モデル…60

❺ **「意思決定する人間」**…62
　　　組織論の創始者，チェスター・バーナード…62
　　　組織の成立要素…63
　　　組織の存続要件…64
　　　全人モデルと経営人モデル…65
　　　権限受容説…67

❻「責任・貢献・成果を欲する人間」…70
　　近代マネジメントの伝道師，ピーター・ドラッカー…70
　　マネジメントの役割…72
　　顧客と効用…72
　　仕事と人間…74
　　目標とセルフコントロールによる管理…76
　　責任と真摯さ…77

❼「価値・知識を創造する人間」…78
　　アクションリサーチとソフトシステムズ方法論…79
　　研究者としてかかわった事例…80
　　目標管理に命を吹き込むもの…81
　　組織的知識創造とは…83

❽ 共鳴を呼ぶ語り…85
　　これからの人間観──多様性・多面性と自己決定の尊重…85
　　ますます重要になる「語り」の力…86
　　仕事（ミッション）の「語り」…87
　　看護の仕事，管理の仕事の「語り」…88

❾ まとめ…92

第3部　キャリアの発達
いきいきとしなやかに働く看護師へと発達を支援する
95

❶ キャリア発達を支援する…96
　　組織のなかで人を育てる…96
　　看護管理者のキャリア発達支援…97

❷ さまざまな熟達化…98
　　ドレイファスモデルで説明できないこと…98
　　3種類の熟達者…99
　　手際のよい熟達者（ルーティン・エキスパート）…100
　　狭義のルーティン…101
　　広義のルーティン…102
　　誇るべき「ルーティン・エキスパート」…102

❸ 組織ルーティンと熟達…104
　　組織ルーティンに埋め込まれた知識と価値観…104
　　「両刃の剣」としてのルーティン…104
　　支配ルールに気づき見直す力…105
　　組織のなかでの熟達…106

❹「しなやかさ」をもたらす4つの変化…107
　　フィールドワークへ…107
　　4つの変化…108

❺ 組織ルーティンの学習…110
　　「組織ルーティンの学習」とは…110
　　新人看護師の「学習」…111
　　経験者の「学習」…113
　　組織ルーティンの学習の促進要素…114
　　適応過程としての組織ルーティンの学習…117
　　学習の進行と達成感の変化…117

❻ 組織ルーティンを超える行動化…120
　　「組織ルーティンを超える行動化」とは…120
　　新人看護師の「行動化」…121
　　経験者の「行動化」…123
　　葛藤からの脱出と充実感…124
　　専門職的発達過程としての
　　組織ルーティンを超える行動化…125
　　組織ルーティンを超える行動化の促進要素…126
　　組織ルーティンの学習からの転換…133
　　ドレイファスモデルでは「一人前」に後退？!…134

❼ 組織ルーティンからの時折の離脱…136
　　「組織ルーティンからの時折の離脱」とは…136
　　医師の指示からの逸脱…140
　　自分にできる境界の線引き…142
　　微妙な逸脱がもたらすアウトカム…143
　　逸脱を可能にした「そこを超える行動力」…144
　　幅広い選択肢からの自由な選択…148
　　自分にできることの境界と倫理的課題…149

❽ 新しいルールと意味の創出…151
「新しいルールと意味の創出」とは…151
境界の問い直し…153
意味の深化…156
絶対の正しさを求めない等身大の自信…162
別次元の看護の楽しさ…164
揺らぐ余地を残した安定…166
「しなやかさ」…166
新しいルールと意味の創出をもたらしたもの…167

❾ まとめ…176

第4部 「組織」の発展
組織の内にある力が涌き出るとき　179

❶ 対象としての組織…180
組織のなかの管理者，組織のなかの人…180
組織が内にもつ力…181

❷ 安心して働く土台づくり…182
最初に取り組むべきこと…182
スタッフの安全と健康を守る…182
暴言・暴力・ハラスメントを許さない…185
健康的で充実した生活を守る…186
土台が整うことで出る芽…188

❸ 安心して働く土台としての評価と報酬…190
公正な評価と報酬…190
期待理論と公平理論…190
「ピグマリオン効果」と「ゴーレム効果」…194

❹ 人事の要としての評価制度…197
人事における評価…197
育成機能と選別機能…197
絶対評価と相対評価…198
絶対評価の準備…199
活かすための評価表へ…200

❺ 生きものとしての「組織」…205
　　組織に目を向けよう…205
　　変わる自己，変わらない自己…205
　　「自己」とは何か…206
　　第1世代システム論——秩序を維持する力…207
　　第2世代システム論——秩序を形成する力…209
　　第3世代システム論——オートポイエーシス…211

❻ 自分が新しい自分を創り出す
——第2・第3世代のシステム論…215
　　教育学研究からのヒント…215
　　システムとしての学級…215
　　動的非平衡システムとオートポイエーシスで捉えた学級運営…216
　　変容過程の考察…223
　　何が生み出されているかを注視する…228
　　新しい挑戦…230

❼ 組織の内にある力が涌き出るとき…231
　　病床再編の事例…231
　　病院の概要と看護部のミッション…231
　　病床再編の背景…233
　　病床再編の決断…233
　　フェーズ1：方向づけ…235
　　フェーズ2：日々の承認と実践…238
　　フェーズ3：院内の承認…239
　　フェーズ4：発展…239
　　1年を振り返って…241

❽ 現場から看護管理の知をつくろう…243
　　オートポイエーシス理論で紐解く…243
　　「学習する組織」づくりとして紐解く…244
　　実践に埋もれた知の析出から現場に活きる「看護管理の知の体系」を…246

❾ まとめ…247

おわりに…250
索引…253

装丁・本文デザイン／笠原直樹

イントロダクション

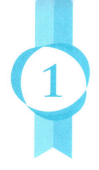

1 にわか管理者

はじめに

　私は看護師長経験がないまま副看護部長に就いた「にわか管理者」であった。それでも，副看護部長，看護部長，兼任副病院長と何とか務めてこられたのは，それを可能とする環境に恵まれたからである。このことを説明する前にまずは「にわか管理者」誕生までの経緯を簡単に紹介したい。

「にわか管理者」誕生

　小学生の頃から学校の先生になりたくて，大学でも教諭免許状に必要な単位を着々と取得していた私が，それまで全く選択肢になかった看護師を目指すことになった。大学の授業のなかで現役看護師の話を聞き，看護師と教師が似ていることに気づいたからである。対象は人間まるごと，道具も人間まるごと。人とかかわり，仕事を通じて他者の人生にほんの少し，ときに大きく影響し，自分自身も他者から学び成長し続けられる。看護師のほうが教師よりも幅広い世代を対象にすることと，もともと人体の神秘に魅せられていたことが決め手になった。東京大学は1，2年次は教養学部に在籍し，3年次に自分が選んだ学部・学科に進学する。私が進学した医学部保健学科（現 健康総合科学科）は当時，3年次後半に決意すれば，それからでも看護師資格を取得できた。

　大学卒業後は東京大学医学部附属病院（東大病院），虎の門病院で看護師として働いた。悩んだり喜んだりしながら仲間たちと働く毎日は充実

していて，看護師になって本当によかったと思った。看護師6年目に私にとって象徴事例となる患者と出会い，患者と看護師，施設のすべてにとってよい変化を起こす「構造」の鍵をみつけたいと思い，大学院に進学した。そして，博士課程の単位取得後，オファーをいただき，そのまま大学教員となった。看護学生の教育に携われることは子どもの頃の夢がかなったようでうれしかったが，大学院での研究を通じて臨床の奥深さと面白さを再発見していた私は，チャンスがあれば，また臨床で働きたいと思っていた。

　育児休業中のある日，東大病院の当時の看護部長から自宅に電話があった。看護部長は私が学生のときの臨床実習指導者で，私に看護の魅力を教えてくれた恩人であった。看護部長は「病院で教育をしない？」と言った。スタッフナースの経験しかなかった私は，教育担当副看護部長というポストがどういうものか理解しないまま，「また臨床で働ける！」「今度は臨床で教育にかかわれる！」とそのオファーを受けてしまった。

　大変な役割を引き受けたことに気づいたのは，育児休業から復帰し病院で副看護部長として働き始めてからである。私は看護部の教育責任者であるだけではなく，10数部署を所掌することになっており，私よりも20歳ほど年長で経験も能力もある熟練管理者たちの上司になってしまった。40名を超える看護管理者が集まる看護師長会議で初めて紹介されたとき，私はただ名前を名乗って頭を下げた。そういう場での挨拶の仕方さえ知らなかったのである。

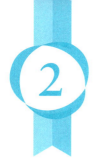

2 私に与えられたもの

与えられた環境と支援

　そんなど素人の「にわか管理者」であった私が，東大病院で5年間副看護部長を務め，その後，東京大学医科学研究所附属病院（医科研病院）で4年間看護部長（2年目途中から副病院長を兼任）を務めることができたのは，働く環境に恵まれ，多くの支援を受けたからに他ならない。つまり，同じように環境を整え，支援すれば，多くの看護管理者が力を発揮し，役割を果たせるに違いない。そこで，副看護部長就任時に私に与えられた環境や支援を整理してみた。

●管理実践を見て学べる環境

　1つ目は，優れた看護管理実践を見て学ぶ機会に恵まれたことである。上司である看護部長は看護への情熱と強い使命感をもっており，週2回のミーティングで，どこからどんな課題を見いだしたか，課題にどう取り組もうと考えているかを熱く語ってくれた。同僚である副看護部長とは大部屋で，日々の会話のなかで管理者としての考え方や問題の解決法を学ぶことができ，看護師長とのやり取りも直接聞いて学ぶことができた。そして，担当部署をラウンドすることで，部下であるが管理者としては大先輩である看護師長たちからどのように部署の課題に取り組み，スタッフにかかわり，部署を運営しているかを聞いて学ぶことができた。このように，私は，さまざまな看護管理者たちの実践を身近に見て，学べる環境に恵まれた。

● **課題や役割の認識**

　2つ目は，自分が取り組まなければならない課題を明確に認識できたことである。東大病院は手術室・ICU の拡張と7対1入院基本料の算定のための増員が重なり，翌年度に例年の3倍にあたる 300 名の看護師を採用する計画があった。教育担当副看護部長として，300 名を教育できる体制を構築すること，そして，多くの看護師を教育体制で惹きつけることが私の最初の仕事だと認識することができた。

● **資源・資産の分配**

　そのうえで，私には，「人」「もの」「金」「情報」という資源・資産がしっかり分配された。直属の部下である教育担当看護師長，副看護師長は優秀でモチベーションが高く，私のどんな提案も全力で取り組んでくれた。無理な提案もあっただろうと思うが，2人とも前向きで，しかも私と同時に教育担当に任命されたこともあってか，「今までのやり方と違います」「無理です」といった発言は一度もなかった。当時，看護部の教育担当者は副看護部長，看護師長，副看護師長の3名であった。その全員を交代するのは勇気が必要だったろうと思うが，変革を後押しするために看護部長が判断したのではないかと思う。必要だと思うものは購入が認められ，教育に関するマニュアル類や記録類はしっかりと保管されいつでも参照できた。

● **権限と信託**

　そして，私には，教育体制を提案し，決定したら執行する権限が与えられていた。大学院時代の研究成果や文献検討からアイデアを練り，教育担当看護師長，副看護師長と話し合ってつくった教育指針や教育体制は，提案し承認されると，実行することを認められた。提案した内容は，看護部長と副看護部長の会議で検討されるのだが，基本的には提案が尊重され，いつも建設的で前向きな議論が行われた。仕事をするうえで必要な権限が与えられ，資源・資産を分配され，信頼されて任されて

いるからこそ，効果的に成果を出すことができたのだと思う。説明責任や成果を出す責任はずっしりと背負いながらも，思い描いたことが実現していくことに，大きなやりがいを感じることができた。

● 上位活動への参加機会

そして，病院の執行部会や会議への陪席や，国立大学病院看護部長会議への陪席など，自分の立場では本来参加できない上位会議に陪席する機会に恵まれたことも，看護部長の立場や組織の置かれた状況，組織の意思決定過程を知る貴重な機会となった。

働く人をエンパワメントする職場

私に与えられたこれらの環境や支援は，ロザベス・モス・カンターが提唱した職場の構造的な「エンパワメント」にあたる。「エンパワメント」は力（パワー）をつけること，すなわち，権限を付与することや，能力や技術を獲得させることを意味する。もともとは法律用語だそうだが，今では「社会的に差別や搾取を受けたり，組織のなかで自らコントロールしていく力を奪われた人々が，そのコントロールを取り戻すプロセス」[1]などと定義され，社会やかかわる側が変わることで，弱者・無力者とされていた人々が本来もっていた力を取り戻し，発揮できるようにすることを意味するようになった。1950～1960年代に米国で黒人解放運動の理念として用いられ，その後，女性運動や市民運動に広がり，社会福祉や医療・看護でも用いられるようになったため，私たち看護師にもなじみの深い言葉である。

カンターは，働く人をエンパワメントする職場環境，逆に，パワーを奪う職場環境について分析した。カンターのモデルを参考に，ラッシンジャーは看護師のエンパワメントについて一連の研究を行っている。彼女は，職場の構造的なエンパワメントは，「機会」「情報」「資源」「支援」「公式権限」「非公式な力」の6つの要素で構成されるとした[2]。つ

まり，働く人をエンパワメントする職場とは，挑戦したり学習したり成長する「機会」があり，仕事に必要な「情報」や「資源」を入手でき，上司や同僚，部下から「支援」を受けることができ，仕事をするうえで必要な「公式権限」を与えられ，慣習や人間関係など「非公式な力」に邪魔されることがない職場である。

　私が与えられた環境はこの条件にぴったりと当てはまり，構造的エンパワメントが非常に高い職場で働くことができたのだといえる。だから，私は看護管理者として成長し，役割を果たすことができたのだろう。そして，看護管理者として，働く人々をエンパワメントする職場をつくることが自分の大切な役割だと思うこともできた。

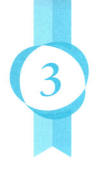

私のなかにあったもの

大学で培った力は現場でも活きる

　このように私は恵まれた環境で働くことができたが，私自身のなかにも看護管理者として働く際に役立つものがあることに気づいた。大学院でいつの間にか身につけた力が，管理実践でも役立ったのである。本書の主旨は看護管理者として働くうえで役立ったことを紹介することであり，このことについても第1部から第4部を通じて，読者の皆さんに紹介したいと思う。

●新参者であることの自覚

　まず，私は看護管理者として全くの素人であり，そのことを自覚し受け止めていたことが下地にある。当然，どんな意見も謙虚に聞くことができた。そして，素人であることを焦って取り繕おうとしなかったのは，大学院の博士論文でキャリア発達過程の研究をしていたおかげだと思っている。この研究の結果は第3部で紹介するが，新参者はまず，その組織で行われていることを学ぶ段階が必要であり，学習がある程度進んでからその組織にない行動を始めればよいと考えることができた。このおかげで，焦らず，まずは組織をよく見ることができた。また，この研究で，柔軟な思考や行動選択ができるしなやかな看護師は，自分が正しいかどうかにこだわらず，等身大で自然体の自信をもっていることを発見していた。だから，無理に自己を正当化したり，簡単に自己否定したりせず，等身大の自分でいようと意識することができた。従来のやり方にはこだわらずにゼロベースで思考できるなど，新参者のメリットを

活かすためにも，組織をよく見て，かつ自然体でいられたことが役立ったのではないかと思う。

●組織論・マネジメント理論の知識

　私は大学院生のとき，「組織って面白い」と思い，組織心理学やマネジメント理論をかじり読みした。院生仲間でも一緒に本を読む勉強会をしていた。基本的な知識しかなく，看護管理の実践の場で意識して理論を当てはめる場面は決して多くはなかったが，それでも，これらの理論から得た知識や考え方が看護管理者としての意思決定を支えていたと思う。読者の皆さんの役に立つことを願って，第2部でマネジメント理論をいくつか紹介したいと思う。

●多様なリアリティへの気づき

　私は大学で，質的研究，量的研究，生理学実験研究など多様な研究アプローチに携わることができた。指導教員であり後に上司となった教授が看護の質指標の開発に取り組んでいたため，指標を用いて現象を可視化し，統計的に他の要因との関連を確かめる研究アプローチを学ぶことができた。また，教室では脳波や視点を測定する研究も行われており，生理学データの説得力や言語や認識を介さず人の状態を捉える手法だから明らかにできることの魅力も知ることができた。そして，自分自身の学位論文ではフィールドワークを行い，インタビューと観察で得た言語的データを質的に分析した。

　研究アプローチにより捉えるリアリティ（現実）がどう異なるのかを知ろうと何冊か本を読んだのだが，今田の『社会学研究法―リアリティの捉え方』が一番気に入った。もともと2項対立で思考するのが好きではなく，量的研究―質的研究という対比で整理することに抵抗があったからかもしれない。今田は，捉えるリアリティの違いとそれに対応する研究アプローチを「普遍的に成り立つ理論法則によって現実を認識する《数理演繹法》，実験や大量データから一般化された経験法則によって現

実を捉える《統計帰納法》，および個別で1回限りの事象から物事の本質を解明する《意味解釈法》」の3つに分けて説明している[3]。

2つの対比で学ぶと，世のなかに2つしかないように感じてしまうが，少なくとも3つあることを知ると，4つ目以降も存在するように感じるのは私だけだろうか。このような認識が，多様な角度からものごとを考えようとする姿勢につながったように思う。さまざまなリアリティが同時に存在していると思えば，今，自分が捉えているリアリティは1つの側面にすぎないことを自覚できる。そして，ある現象にせまるのに，データを分析したり，さまざまな立場の人へ面接をしたり，現場を確認したりと，さまざまな組み合わせを考えることができる。

◉システム思考

実は，質的研究自体もアプローチを3つに分けて説明している本に出会った。フリックの『質的研究入門―〈人間科学〉のための方法論』である[4]。それによると，質的研究の1つのアプローチは，Aさんという主体の《主観的な視点》に関心を置き，Aさんの視点やAさんにとっての意味を明らかにしようとするものである。第2のアプローチは，《社会的現実の構築》に関心を置き，AさんとBさんの相互行為や談話を分析して，そのなかで何が構築されているかを明らかにしようとするものである。そして，第3のアプローチは，《文化的枠づけ》に関心を置き，Aさんの主観的な現実やAさんとBさんが構築する社会的現実をもたらした文化的背景，すなわち，無意識のうちに影響を与えた社会や文化，思考システムを追究するものである。

この3つのアプローチを意識することは，「システム思考」の獲得につながるように思う。「システム思考」は，センゲが「学習する組織」の最も重要なディシプリン（修養）に挙げたものである。センゲによると，組織の本当の問題を効果的に解決するためには，自分が見えていることだけに捉われず，システムの全体を捉え，システムのなかで働いている力を理解することが重要であり，「出来事ではなく，根底にある構

造」を見ようとすることがそのための第一歩となる[5]。

　第3部で紹介するキャリア発達過程の研究で，看護師の初期の学習を促す要素は，次の発達段階へのシフトを阻害することを発見したのだが，これもシステム思考の一例だといえる。背景で影響を及ぼしている要因の存在に気づけば，どこに働きかけるのが効果的かを考えることができる。管理実践でも，一人ひとりの話を聞きながら，その人の意味世界を知ろうとしたり，関係性を観察して何が起きているかを考えたりしながら，同時に，これらの背景で影響を与えている大きなシステムについて考えてみることは，取り組むべき課題，すなわち，取り組むことで効果が期待される鍵となるポイントを発見するのに役立つはずである。

●自分のミッションと今の地点を確認する習慣

　そして，私を支えたのは，大学院生時代に身につけた，自分のミッションを言語化して，ミッションに照らしながら今の自分が立っている場所を確認する習慣であった。このことが看護管理者として自分が存在していることの意味をもたらし，自分を支えてくれた。本書のタイトルを『ミッションマネジメント』としたように，看護管理者としての力の源泉であり，判断の指針であり，読者の皆さんに一番伝えたいメッセージでもある。第1部で詳しく紹介したい。

4 本書の構成

　第1部「管理者としての自分を支える2つのキーワード—ミッションとエンパワメント」では，看護管理者として働くうえで，何よりも私に力を与えてくれた「ミッション」と「エンパワメント」の2つについて紹介したい。

　続く第2部は，「組織のなかの『人』—多様な真実を共存させながら生きる『人』と働く」と題して，人間観の変遷に伴ってマネジメント理論も推移していることを紹介したい。スタッフをどう捉え，どうアプローチするか，その理論と方法を学ぶことは，きっと看護管理者の役に立つだろう。対話により「ミッション」を共有することがますます重要になった背景も紹介したい。同時に，時代に応じて人間観もマネジメント理論も変遷していることを知ることで，私たち自身も今の時代の社会背景の影響を受けていることを自覚できる。

　第3部は，「キャリアの発達—いきいきとしなやかに働く看護師へと発達を支援する」と題して，私の博士論文の成果の一部を紹介する。看護師が内にもつ力を信頼し，一人ひとりの発達段階に応じた支援が可能になり，スタッフのエンパワメントにつながることを願っている。同時に，ある段階の学習促進要因が次の段階へのシフトを阻害する要因になるなど，システム全体を見ようとすることで，「システム思考」の獲得につながることも期待している。

　そして，第4部は「『組織』の発展—組織の内にある力が涌き出るとき」と題して，組織全体を活性化させるためのアプローチについて考察する。安心して働くための土台づくりの取り組みと，組織のダイナミクスを捉える理論を紹介したい。

このように，本書では「にわか管理者」であった私を支えてくれた理論や知識を紹介し，実践にどのように活かせるかを提案したいと思う．看護管理者の方々に何らかのヒントを提供できれば，うれしく思う．

引用文献

1) 久木田純，渡辺丈夫：はじめに．久木田純，渡辺丈夫（編）：現代のエスプリ No.376 エンパワーメント：人間尊重社会の新しいパラダイム．pp5-9，至文堂，1998
2) Laschinger HK, et al: Impact of structural and psychological empowerment on job strain in nursing work settings: Expanding Kanter's model. J Nurs Adm 31(5): 260-272, 2001
3) 今田高俊（編）：社会学研究法―リアリティの捉え方．p4，有斐閣アルマ，2000
4) ウヴェ・フリック（著），小田博志，他（訳）：質的研究入門―〈人間科学〉のための方法論．p33，春秋社，2011
5) ピーター・M・センゲ（著），枝廣淳子，他（訳）：学習する組織―システム思考で未来を創造する．pp108-122，英治出版，2011

第1部
管理者としての自分を支える2つのキーワード

ミッションとエンパワメント

管理者である私を支える ミッション

　管理者にとって大切なことは何かと問われたら，私は，「ミッション」と「エンパワメント」の2つを答えたい。

　「ミッション」とは，自分自身，あるいは自分が所属する組織や自分の仕事が社会に対してどのような貢献ができるかという問いに対する答えである。ミッションを意識することは，管理者として私が存在する意味を与え，働く力を与えてくれた。また，ミッションは一貫して私の意思決定を支えてくれた。「そんなの理想論だ」と反発する人がいるかもしれない。しかし，悩ましい現実や突発的な困難に直面したときこそ，ミッションに照らしながら意思決定したことが，結果的によい選択につながったように思う。

　心からコミットできるミッションをもつことと，部下や周囲の人々をエンパワメントすることが管理の仕事だと心から思えることが，管理者として幸せに働き，正しく行動し，本当の意味で成果をあげるための鍵を握ると，私は確信している。

　だから，この第1部では，「にわか管理者」であった私がミッションを意識し，コミットするようになったいきさつや，他者をエンパワメントすることが自分の役割だと気づいた経緯を紹介したい。

仕事の喜びと充実感を得るのはどんなとき？

　私が大学院修士課程で行った研究は，看護師が「よい看護」だと認識する要素と「よい看護」が提供されるまでのプロセスを明らかにするものであった[1, 2]。この研究の対象となった看護師らは，患者の身体的あ

るいは心理的，社会的状態をよりよくしようと働きかけていたが，患者の状態がよくなっただけでは「よい看護ができた」と実感できずにいた。「よい看護」を実感するために一番重要な要素は，『患者が価値を認め満足する』ことであった。つまり，看護師の働きかけで，患者が自分の人生や生活に何らかの意味や価値を見いだし，満足や安心，幸せ，喜び，納得などポジティブな感情を抱けるようになったとき，「よい看護ができた」と実感していたのである。しかも看護師らは，単に今，患者が満足することではなく，将来も長く患者が価値を認め満足できることを目指して看護介入を検討していた。

　対象看護師らは「ミッション」という言葉は用いていなかった。しかし，「患者の幸せ(well-being)」といった究極の目的を実現するために，患者の健康の回復や安寧の促進，セルフケアの拡大など，看護の役割発揮に力を注いでいたと解釈できる。究極の目的の前には，すべてが手段となる。もちろん，手段といっても，患者の健康の回復や安寧の促進，セルフケアの拡大は，患者の幸せのために看護師が提供できる最も有効で専門性の高い貢献であり，看護目標として取り組むものである。しかし，それでも，看護目標を達成しただけでは「よい看護ができた」と実感できない看護師が多くいた。看護目標の達成が究極の目的であるミッションの実現につながったと実感したときに，はじめて深い喜びや大きな充実感を得ていたのである。

自分が今取り組んでいることに意味を与える

　私自身はスタッフ時代，ミッションを意識することはなかった。ミッションについて意識するようになったのは，私が「フルタイム」の大学院生だった頃である。看護師として病院で働いているときは，仲間や患者と一緒に考え，取り組み，結果を確認することができたが，大学院での研究は少なくとも私の場合，基本的に孤独な作業であった[3]。日々，自分の判断やケアの結果を確認でき，手応えを感じられる臨床と異な

り，研究で結果を得るまでには長い時間を必要とし，その研究成果が臨床に変化をもたらすまでには，さらに長い時間を必要とする。しかも，1つの研究で明らかにできることや示唆できることは限定的である。さまざまな文献を読みながら，あるいはフィールドワークで得た膨大なデータに埋もれながら，いつの間にか自分の立ち位置や関心がわからなくなってしまい，「あれ？　私は何をしようとしているんだっけ？」と自らに問うこともしばしばあった。

そんな私をよみがえらせたのは，フィールドワークの合間に患者と話す時間や，いきいきと働く看護師との出会いであった。「何らかの仕組みを変えることで，一人でも多くの看護師がいきいきと働き，患者に看護の力を届けられるようにしたい。患者も看護師も施設も幸せになれる鍵を探したい」という，私の研究の動機を思い出すことができたからである。

ただ，いつのまにか再び迷路にはまり込むので，この動機づけられた状態にいつでも戻れるよう，何をミッションとして研究しているのかを書き綴り，ときどき読み返すようにしていた。1つや2つの研究では到達できない大きなミッションを書いたうえで，自分が今取り組んでいるのはミッションに対するこの部分だと，今の自分の位置を明確にすることで，気持ちを落ち着かせ，自分を支えていたように思う。

何を成すために今，ここにいるのかを問う

大きなミッションに対して，今，自分がしていること，あるいは，自分が存在する意味を確認するこの習慣は，研究者から管理者に転身した後，大いに役立った。

私が初めて管理者になったのは，東京大学医学部附属病院（東大病院）の教育担当副看護部長であった。博士課程の単位取得後，大学で助手（現在の助教に該当）を務めていた私は，管理経験が全くないまま，突然1,200床以上の大病院の副看護部長に就任することとなった。大きな

ミッションに照らして判断する習慣がなければ，日々小事件が起こり，次々と判断を迫られる臨床の場で，自分の役割を見失っていたかもしれない。

　私の直属の部下となった看護師長らは私よりも20歳ほど年長の熟練管理者たちであった。ミッションを意識しなければ，実績がない年下上司の私は，部下である看護師長に「受け入れられたい」「認めてもらいたい」という欲求に流されて，場当たり的で受けのよい対応をしてしまったかもしれない。あるいは，自分を「よく見せたい」という欲求から，離職率のように数値で明白に示される指標が自分の評価を左右するように感じ，スタッフを辞めさせないことに躍起になっていたかもしれない。大きなミッションを意識することで，近視眼的な目標を過剰に気にすることなく，問題の核心に取り組み，未来によりよい結果をもたらすことにエネルギーを注ぐことができた。

　「私は，何を成すために，今，ここにいるのか」を自問自答することで，「私は看護師長を喜ばせるため，好かれるためにこの役割に就いているわけではない」「離職率の低下それ自体は直接の目的ではない」などと自らに言い聞かせることができた。それだけでも精神的に楽になり，意思決定に迷いがなくなった。

●「受け入れられるための行動」VS「エンパワメントするための行動」

　実は，目の前の誘惑や欲求に流されて行動する場合と，ミッションと照らし合わせて意思決定する場合とで，選択する行動に大きな違いはないかもしれない。というのは，ミッションを実現するためには，看護師を育成し，効果的に組織化して，最大限に力を発揮させる必要があり，そのためには管理者である看護師長がしっかりと機能しなければならない。だから，看護師長が自らの力を存分に発揮して，管理者として役割を果たせるよう，環境を整えたり，サポートしたりすることが上司である私の仕事になる。しかし，やはり，単に「看護師長を喜ばせる」「看護師長に受け入れられる」ために選択する行動と，「看護師長が力を発

揮できるようにする」「看護師長が役割を果たせるようにする」ための行動は，いざという場面で決定的に異なってくる。ミッションに照らした意思決定に徹すると，言動に筋が一本通り，方針がぶれることがない。そして，いざ看護師長を説得しなければならない場面になったとき，衝突を恐れずに話し合うことができた。

●「目標としての離職率」VS「指標としての離職率」

　離職率についても同じようなことがいえる。患者に質の高い医療・看護を提供し続けるためには，より多くの看護師を惹き付け，病院に合った人材を選んで採用し，育て，定着させることが望ましい。そのために教育制度の充実や就労環境の整備など，看護師が仕事でも生活でも充実できるよう取り組む必要があり，「離職率低下」はその成果を示す重要な指標の1つなのは確かである。しかし，質の高い医療・看護の提供がより重要な目標なのであれば，看護の質や周囲のスタッフのモチベーションに悪影響を与えるような看護師を無理に組織に引き留める必要はないことになる。一時的に離職率が上がっても，そのことでミッションの実現に近づくことがある。

　もちろん，看護師の採用・教育にはさまざまなコストがかかっており，看護師の退職は組織にとって損失である。看護師数が不足し診療報酬要件を満たせなくなれば，病院の存続にもかかわってくる。当院を選んで就職した看護師を「教育できない」「活かせない」「守れない」という評判が広がれば，今後の看護師確保も難しくなる。だから，退職を回避できるなら，それに越したことはない。私も，新採用者が退職を希望すれば，指導者や教育方法を変えたり，業務内容や役割，配属部署を変えたりして，再挑戦の機会を提供した。育児や介護をしている看護師にはさまざまな制度を紹介し，勤務時間や業務の配分を工夫して，両立を支援した。それでも，辞めさせないこと自体が目標ではないため，本人が十分に吟味した結果，退職したいと結論を出したときは，快く送り出すことにしていた。

快く送り出していたことには理由がある。私は，看護師の質・量を確保することは，少ない医療資源で効率的・効果的に患者に良好なアウトカムをもたらし，ひいては少子超高齢社会の日本を救うことにつながると確信している。実際に研究でも，看護師の数や教育歴が合併症や有害事象の発生率を左右すること[4,5]，専門的な教育を受けた看護師が褥瘡をケアすると低コストでより早く回復すること[6]が報告されている。だから，看護という職業を選んだ貴重な人材を大切に育成し力を発揮させることや，自分の生活を大切にしながら働き続けられるようにすること，働く場所が変わっても社会に貢献できる人として送り出すことは，わが国のすべての看護管理者に課せられた共通のミッションだと思っている。だから，退職する看護師に対しても，心からエールを送っていた。

　ミッションは，目の前の誘惑や衝動に惑わされず，未来につながる意思決定に徹することを可能にしてくれる。そして，必要以上に自分を責めたり落ち込んだりすることをなくしてくれる。管理者となった方へは，「私は何を成すために今，ここにいるのか」を自問自答し，心からコミットできるミッションをもつことを強くお勧めしたい。

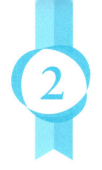

私の物語としてのミッション

自分の言葉でミッションを語る

　自分が心からコミットできるミッションをもつには，どうすればよいだろうか。一番有効な方法は，とにかく自分の言葉でミッションを語ることだと思う。管理者はミッションを明確にするだけでは不十分で，部下や周囲の人々にミッションを伝え，共有しなければならない。不思議なもので，他者に繰り返しミッションを語るうちに，ミッションがしだいに明確になり，ミッションへのコミットメントも強まっていく。

自施設のミッションが私の「物語」につながる

　私は，教育担当を2年務めた後，人事担当副看護部長となった。就職説明会などで学生らに病院を紹介する機会が多くあったが，退屈かな？と心配しつつ，東大病院は江戸時代に「神田お玉が池種痘所」として始まったこと，その後，正しい種痘の技術を伝えるために西洋医学所が併設され，それが後に東大医学部につながったことを説明するようにしていた。150年以上，新しい医療の開発と提供，医療人の教育を担っており，それが今も受け継がれていることを知ってほしかったからである。東大病院の役割を理解したうえで就職してほしかったし，この語りから私たちの誇りを感じとり，「私もこの組織の一員となって働きたい」と望んだ人にこそ就職してほしいと思った。
　説明会で繰り返し自施設の歴史とミッションを語るうちに，私は自分自身の自施設への愛着や誇り，責任の自覚が強まっていくことを感じ

た。自施設についての語りは，その施設で働く自分の物語につながることに気づいた。

事例を重ねることで物語の厚みとコミットが増す

　ちょうどその頃，『まんが医学の歴史』[7]を読んだ。この本では，呪術時代から移植医療やクローン技術までの医学の歴史が，ヒポクラテスやヴェサリウス，パレ，華岡青洲，ジェンナー，北里柴三郎など多くの研究者の人間ドラマとして紹介されている。「まんが」という形式なので，一人ひとりの人生の物語を感じることができ，医学の歴史は無数の先人たちの情熱と壮絶ともいえる実験・研究の歴史なのだというメッセージが強烈に伝わってきた。先人たちへの感謝の思いと，医療界に身を置くものとして，微力であっても私も未来に貢献しなければならないとの思いで胸が熱くなるほどだった。同時に，人生の物語を重ねて歴史を伝えることの圧倒的な力を知った。

● 開設時からのミッションがどのように受け継がれているか

　そこで，2011年に東京大学医科学研究所附属病院（医科研病院）の看護部長に就任してからは，単に沿革からミッションを伝えるのではなく，物語としてミッションを伝えることを試みた。創始者である北里柴三郎の「ベンチ（基礎研究）からベッド（臨床）へ，ベッドからベンチへ」という理念や，北里と東大医学部との確執などいくつかのエピソードを紹介しながら，それが今，どういう形で医科学研究所や医科研病院に受け継がれているかについて，事例を交えて語るようにしたのである。

　着任当初はまだ臨床研究を支える看護について深い理解があるわけでなく，医科研病院の診療の柱であった感染症内科も血液腫瘍内科も臨床経験がなかったため，自らのなかに物語の素材がなかった。しかし，医科研病院の医療・看護の実際を知り，さまざまなスタッフの話を聞くなかで，開設時からのミッションが今，どのように受け継がれているか，

具体的な出来事のなかに見いだせるようになった。

●今の医療現場をつくりあげたもの

　特に物語に厚みを増したのは，医科研病院が研究所の附属病院であることで，医科学研究所の基礎研究を見学する機会や，基礎研究をしている非医療系の大学院生を病院実習で受け入れる機会に恵まれたことである。病院実習に参加した大学院生が「初めて患者と直接接して，自分が何のために研究しているかを確認できた。これでこの先，どんなに苦しくても研究を続けられます」と感想を語るのを聞いて，基礎研究に従事している研究者らは，私の大学院生時代よりも遥かに成果の実感が難しいなかで地道な努力を続けていることが想像された。医療現場で私たちが扱っている1つひとつの薬や医療機器は多くの人々が膨大な時間とエネルギーを注いで生み出したものなのだと，あらためて衝撃をもって理解したのである。

　一方で，トラブルがきっかけではあったが，新薬を投与された患者家族へのインフォームド・コンセントに同席する機会があった。新薬に対する患者家族の切実な希望を直接聞いたことも，私にとって胸を打つ経験であった。その患者は残念ながら新薬の効果が得られず，死期が迫りつつあった。説明を受けた家族は，新薬にかけていた最後の望みが絶望に変わったことを吐露したが，続けて，この帰結が新薬の有害事象として報告され，この薬が禁止されてしまうのではないか心配だと打ち明けた。自分たちと同じようにこの新薬を待ち望んでいた患者がたくさんいるのだと語ったのである。私たちが扱う1つひとつの薬や医療機器は，研究者と臨床の努力だけでなく，何人もの患者がそこに希望を見いだし，自らの体と時間を差し出してデータを提供した結果，今，ここにあるのだと，私はその重みをずっしりと感じた。

　これらの経験から，私は，基礎研究で開発された新しい医療をいち早く患者に届けること，そして，臨床研究に参加する患者の心身と生活を高い倫理観と技術でしっかりと支え，体と時間を投じて提供しようとし

ているデータを正しく受け取ることは，医科研病院の看護が担う重要なミッションなのだと心から思い，コミットできるようになった．

「共感の物語」を語ることが人と組織を動かす

　医科研病院での経験を重ね，語りつくせないほど素材に恵まれた私は，次第に語る相手や目的に応じて物語を選んで語れるようになった．一例として，私が就職説明会などで医科研病院のミッションと特徴を伝えるときによく用いた物語を紹介したい．

　私が看護師として最初に働いたのは脳神経外科病棟でした．クモ膜下出血など脳血管障害の患者もいましたが，脳腫瘍の患者も多くいました．腫瘍が悪性の場合，手術は重要な治療ですが，他の臓器と異なり脳は広範に切除することができません．脳を切除することは，何らかの機能を失うことを意味するからです．まだ若い患者が手術，放射線治療，化学療法と治療を繰り返しても，亡くなってしまうことが少なくありませんでした．当時，ある医師が「グリオーマ（悪性脳腫瘍の1つ）をやっつける『グリコロン』をつくる」といって基礎研究に転向したことを覚えています．

　それから20年を経て，別の医師ですが，グリオーマを退治するウイルス療法を開発し，橋渡し研究として日本でも提供できることになりました[8]．脳腫瘍が消えていくMRIの画像を初めて見たとき，私は「グリコロンができたんだ！」と思いました．その医師が医科研病院に着任することが決まったとき，医科研病院にはそれまで脳神経外科も神経内科もありませんでしたが，待っている患者がいる以上，その臨床研究ができる環境を整えるのは私たちの役割だと思いました．外科病棟の看護師も手術室の看護師も自分たちのミッションだと受け止め，進んで他施設に脳神経外科の手術や術後

管理の研修に行き，ゼロから体制をつくりあげてくれました。そして，今，医科研病院でウイルス療法の臨床研究を実施し，看護師たちは全力で患者の心身と生活，研究の継続を支えています。医科研病院はこのようなミッションをもつ病院で，新しい治療が開発されたとき，それを提供するのが自分たちの役割だと誇りをもって取り組むスタッフが働いています。

　「物語」という言葉はフィクションなどの創作物を連想させるかもしれないが，このとおりノンフィクションである。自分にとって印象に残っている象徴的な事例を中心に，時間の流れや出来事の意味，人々の思いを伝えられるよう構成する作業は必要だが，事実でないこと，思っていないことは言わないことにしていた。自分にとって「本当」のことでないと，その物語に「思い」を込めることができず，結果として他者に伝えることも，他者を動かすこともできないのではないだろうか。経営や人が働くことの本質について多くの著書がある田坂は，「企画力」とは「人と組織を動かす力」であり，「我々は何をなすべきか」「その結果，我々はいかなる成果を得られるか」を魅力のある「物語」として語り，それを聞いた多くの人々の間に深い「共感」を生むこと，つまり「共感の物語」を語ることによって人間や組織を動かすのだと述べている[9]。

　「私の病院にはそのような立派な歴史がない」「私にはそのような象徴的な経験がない」と思った方がいるかもしれない。確かに，私が管理者として勤めた東大病院と医科研病院は両方とも長い歴史と実績をもっており，物語を描きやすかった。しかし，長い歴史は必ずしも必要はないと思う。開設者の理念あるいは看護部の理念と自分自身の経験や思いを結び付け，「こんな看護を提供したい」という自分自身の小さな物語を組み立てることで十分だと思う。大切なのは，その物語を部下や周囲の人々に繰り返し語ることである。繰り返し語るなかで物語は力をもつようになり，新しいエピソードが加わりながらいきいきとしたものになっ

ていくはずである。

　どんな人でも経験のなかにたくさんの語るべき物語が潜んでおり，これらを言葉にすることで，人と組織を動かす物語が描けるはずである。そして何より，語ることで自分の物語のなかにあるミッションに気づき，心からミッションにコミットできるようになるはずである。

3　2つの「役割」

「組織役割」と「場面役割」

　自分がコミットする「ミッション」を明確にしたうえで，日常的に意識する必要があるのは，今，ここで，自分が担っている「役割」だろう。私は管理者として仕事をする際に，2つの「役割」を意識するようにしていた。

　1つは，組織において各職種や各職位が担っている「役割」「役目」である。すなわち，それぞれの職種や職位が果たすべき任務や務め，あるいは，それぞれの職種や職位に期待されている働きや機能を意識することである。

　もう1つは，場面に応じて自分が務める「役」「役柄」を選択することである。その場面で自分が意図するメッセージを周囲に伝えるには，どのように振る舞うとよいかを考え，選ぶことだと言えば，わかりやすいだろうか。

　ここでは，前者を「組織役割」，後者を「場面役割」と呼ぶこととする。

役割を果たすために私は今，ここにいる

　実は，私は管理者になるまで，組織における自分の役割，すなわち「組織役割」をそれほど意識することがなかった。例えば，患者のプライマリナースになっても，新人のプリセプターになっても，それは私という「個人」に割り振られた役割のように感じていた。自分自身の役割

を果たすために日々努力をしていたが，自分の役割と他の人の役割との関係について深く考えることはなかった。業務や責任は「職位」や「立場」に付随しており，だから「職位」や「立場」に応じて権限が与えられるのだと理解したのは，管理者になってからである。

　そして，それぞれの「職位」や「立場」が互いに関係していることも，その「職位」や「立場」に就く人は交代可能だということも管理者になって理解した。一般企業や官公庁で働く人なら当然もち合わせている感覚なのだろうが，看護師は専門職としての役割の自覚はあっても，組織役割を学習する機会は少ないのではないだろうか。私は部署の副看護師長，看護師長という職位を経ないで副看護部長という職位に就いたため，なおさら学習機会がなかったのかもしれない。

　私自身にではなく，看護部長や看護師長という「職位」や，委員長やリーダーという「立場」がパワーをもっていることを理解できれば，その職位や立場に期待されている機能，すなわち「組織役割」を果たすために，必要なときは躊躇せず職位パワーを行使することができた。また，会議や交渉の場では，出席者のメンバー構成によって，自分が看護職の代表になったり，医療スタッフの代表になったり，病院の代表になったり，患者の代弁者になったりと，その場に合わせて役割を選択することができた。

　管理者になったということは，組織のなかでの役割を期待されているということであり，「今，私は何の役割を果たすためにここにいるのか」と自分に問うことが非常に重要である。

補佐という役割

　自分の役割を意識すると，上司や部下など周囲の人々の役割にも関心が向く。特に副看護師長，副看護部長など，自分が「副」「補佐」の役割に就いている場合，上司が上司の役割を果たせるよう補佐することが自分の役割となる。

私が「副」「補佐」としての覚悟を学んだのは，他施設の副看護部長たちからであった。着任して間もない頃，研修で他施設の副看護部長らとグループワークをする機会があった。当時の総理大臣，自由民主党総裁小泉純一郎とその側近たちの話題になり，一人のメンバーが，武部勤幹事長（当時）が「偉大なるイエスマン」と自認していること，安倍晋三官房長官（当時）が「官房長官は自分の信念ではなく，小泉総理と心中することが仕事」と発言したことについて，「副看護部長も基本的に同じだ」と述べた。その覚悟に驚いたが，考えてみれば確かにそうなのである。もちろん，単なるイエスマンでは，看護部長が正しい判断ができず，ワンマン経営に陥るのを食い止められない。しかし，看護部長が十分に情報を吟味したうえで出した結論にはコミットし，広く理解が得られるよう周囲に説明し，実現に向けて最善を尽くすことが，「副」であり「補佐」である自分の役割なのである。

　では，上司を補佐するために何をすればよいのか。私の場合，まずは，日頃から上司の発言をよく聞き，何を目指しているか，何に価値を置いているかを知ろうと心がけた。そうすることで，上司の指示の意図を理解し，その方向に向けて自ら提案もできるようになった。もう1つ心がけていたのは，上司は部下に見えないたくさんの仕事を抱えていること，自分が知らないさまざまな情報をもって判断していることを意識しておくことだった。そうすることで，上司の発言の背後にあることに関心をもち，自分自身の知識不足・情報不足を自覚して，もっと学ぼうという気持ちになった。

　「うちの上司にはビジョンがない」と嘆く人がいるかもしれないが，上司にビジョンがないはずはない。もちろん，ビジョンの具体性やビジョンに対する情熱には差があるだろうし，上司側にビジョンを伝える力が不足しているのかもしれない。しかし，部下が知ろうと努力すれば見えてくることも多いと思う。上司に「どんな病棟にしたいか」「どんな看護を提供したいか」を尋ねてもよい。対話を通じてビジョンを具体的に描きだすことができれば，上司と自分の共有ビジョンができる。

部下に納得をもたらす

　「副」「補佐」は中間管理職なので，上司の方針やビジョンを理解した後は，今度は自分が部下にその方針やビジョンを説明し，皆が納得してその方向に動けるよう働きかけねばならない。そのとき，「副」「補佐」は，上司の方針に対する部下の反応を直接知ることができる立場にある。特に部下に反発や不満がある場合，そこでの対応が成否の鍵を握る。不満をもつ部下に，一方的に上司の方針を伝えても，納得して動いてもらうことはできない。かといって，安易に，部下の不満に同調したり，愚痴を聞くだけで終わると，部下はますます上司の方針に従う気持ちが萎えてしまう。例えば，副看護師長がスタッフと一緒に看護師長の愚痴を言ったと想像してほしい。スタッフはその後，看護師長を尊敬し，ついていこうという気持ちをもてるだろうか。

　部下の前で上司への不満を言わないこと，部下に安易に同調してしまわないことは，その部下のモチベーションを守ることにもなる。だからこそ，部下の不満やその理由を聞き，部下の関心がどこにあるのか，解決の鍵がどこにあるのかを探りながら，上司の方針とその背景を説明し，納得を得る努力をすることが大切である。ときに孤独ではあるが，それが「副」「補佐」の役割なのだと自分に言い聞かせて，投げ出さずに取り組んでほしい。

部下の役割発揮をサポートする

　そして，管理者の大切な仕事は，部下が自らの役割を果たせるようにすることである。看護部長としては副看護部長や看護師長が自らの役割を果たせるように，看護師長としては副看護師長やスタッフが自らの役割を果たせるようにすることが自分の仕事となる。

　私には，副看護部長時代に自身の反省から学んだ教訓がある。それは，部署内の問題については，自分が直接，看護師長を飛び越えてス

タッフに説明し解決を図るのではなく，回り道であっても，看護師長が自らスタッフに説明し解決できるよう支援しなければならないということである。「スタッフの反発が予想されるから」「複雑で説明が難しいから」と，私が直接説明に出向き，本来看護師長が果たすべき役割を代わりに実行してしまったことで，その場では看護師長の助けになったように見えても，長期的には看護師長の力を損ねてしまった経験がある。振り返ってみると，副看護部長である私が直接行うことで，スタッフに対して，この件は看護師長では対応できないのだというメッセージを暗黙裡に発したのかもしれない。

　その後は，自分が直接部署で説明するのはできるだけ控えて，看護師長の相談に乗り，看護師長に細やかに具体的な指示をして支援することとした。必要だと思えば，副看護師長も同席してもらって作戦会議を開き，看護師長が副看護師長の補佐を受けながら自部署でリーダーシップを発揮できるようにした。もちろん，看護部の運営上の大きな決断については，看護部長としてスタッフに直接説明していたが，部署の運営は看護師長と副看護師長に任せ，後方支援に徹することにした。看護師長と副看護師長が自らの役割を果たせるように支援をすることが，上司である自分の役割だと肝に銘じたからである。

　だからこそ，看護師長，副看護師長など部署を運営する立場にある人は，スタッフに対して自分の言葉で自分の考えとして説明してほしいと思う。「看護部が決めたことだから」「看護部長（看護師長）が言っていたから」と説明すると，その場では楽かもしれないが，結果的に部署を統率するパワーを自ら損ねてしまうことを忘れないでほしい。

スタッフからのSOS

　部署内のことは看護師長に任せるとしても，スタッフとの直接のコミュニケーション経路の維持はもちろん大切である。私もスタッフに直接，看護部長としての考えを説明する機会，スタッフの声を直接聞く機

会を定期的に設けていた。直接患者に接しているスタッフが感じている問題意識や職場環境は管理上重要な情報であり，ときには，スタッフから看護師長について苦情や相談を受けることもあった。看護師長も日常的なスタッフのフォローアップを副看護師長に委譲したとしても，直接，スタッフの声を聞く機会は大切だろう。その際，スタッフから副看護師長に対する不満を聞くことがあるかもしれない。

では，スタッフから副看護師長の相談を受けた看護師長はどう対応するとよいだろうか。このような場面では繊細な配慮が必要であることを，やはり自分の失敗から学んだので触れておきたい。スタッフが管理者に不満をもっている状態は，その部署のパフォーマンス全体に影響が及ぶ深刻な事態である。この問題を解決するには，管理者側とスタッフ側両方の役割発揮を損なわないよう意識しながら対応する必要がある。

もし，相談を受けた看護師長が副看護師長をかばう発言をすると，勇気を出して打ち明けたスタッフは失望し，問題解決の糸口をつかめずに終わるかもしれない。しかし，スタッフの話に同調するだけで終わると，訴えたスタッフ自身が一方的に悪口を言ってしまったという後味の悪さをひきずるようなのだ。スタッフの話をしっかり聞き，気持ちに共感しつつも，スタッフと一緒に副看護師長を悪く言ったりしないことが肝要だろう。

私の経験では，多くの場合，スタッフは不満を一通り述べると，「○○さんにも○○しようとする意図はあると思う」「○○さんの○○なところは好きなんです」と副看護師長に対する別の見方を話すようになる。そこまで話を聞いたうえで，「そうかもしれないね。でも，今のままではスタッフのためにも患者のためにもよくないと思ったから，何とかしなきゃと思って，私に打ち明けてくれたんだよね。ありがとう」と返すようにしていた。そうすることで，この面談はそのスタッフが単に個人的な不満を伝えたものではなく，その部署の一員として「組織役割」を果たそうとした行動なのだと一緒に確認できる。スタッフから重い気持ちと難しい任務を引き継いで，「話してよかった」という気持ち

で帰ってもらうことができる。そして，管理者に対する一方的な悪口で終わらせないことは，解決の道を残すことにもつながる。なぜなら，悪質なハラスメントを除き，その後の問題解決には，部署で職位パワーをもつ管理者の力が必要で，管理者が力を発揮するためには，管理者とスタッフの関係性が決定的に悪くなることは避けたほうがよいからである。

すべての人が自らの役割を果たせるように

　各職位の看護師が役割を果たせるようにと考えていると，どの職種にも大切な役割があることに気づく。委託業者や他施設も含めて各職種・各職員が自らの役割を果たせるように支援したり体制を整備したりすること，すなわち，あらゆる職種の人々を「エンパワメント」することが管理の仕事なのだとしみじみ思うようになった。以前，某コーヒー飲料のコマーシャルで，「世界は誰かの仕事でできている」というフレーズがあったが，管理者は，あらゆる立場の一人ひとりが力を発揮できる環境を整えるのが仕事なのである。

その場面で自らが発するメッセージに敏感になる

　さて，もう1つの役割，「場面役割」についても触れておきたい。これは，ある場面で自分の振る舞いや表情が相手からどう見えるか，自分の言葉が相手にどう受け取られるかを意識するということである。例えば，スタッフが急に病気の親を見舞うため休みがほしいと言ったとき，あるいは，赤ちゃんができたと打ち明けたとき，管理者が迷惑そうな表情を浮かべたら，たとえスタッフを大切に思う気持ちがあっても，「迷惑」というメッセージが表立って伝わってしまう。ミッションを胸に，日頃から組織役割を意識して仕事をしていたとしても，咄嗟に適切な場面役割をとれないことで，誤ったメッセージを伝えてしまうことにな

る。たとえ意図的でなくても，行動や発言は意味をもち，「私」あるいは「私たち」の考え方や価値観として相手に伝わる。それが看護師長なら，個人としてではなく，その部署あるいはその病院の考え方や価値観として受け取られるかもしれない。

●就職説明会での場面役割

　エピソードを1つ紹介したい。私が副看護部長を務めていた当時，東大病院の就職説明会では，病院が看護師をいかに大切に思っているかを示すために，冒頭に病院長からの挨拶を組んでいた。しかし，挨拶をして退席する病院長に看護部メンバーが深々とお辞儀をすることに気づいた。確かに病院長と看護部長，さらにその部下である看護部メンバーは組織上，上下関係にあるが，これでは，せっかくチーム医療や看護師の自律をうたっても，これが東大病院の医師−看護師関係全般を示していると誤解されかねない。就職説明会は，病院長と看護部メンバーが一体となって学生を歓迎する場だと考えれば，そこはあえて会釈にとどめることが，「場面役割」なのではないだろうか。

●院内研修で伝えたメッセージ

　咄嗟の場面で，なんとか自分の役割を捉えて対処した例も紹介しておきたい。私が教育担当副看護部長として，3年目看護師対象の院内研修で終わりの挨拶をしていたときの出来事である。院内研修では毎回，最後に教育担当副看護部長が短い挨拶をしていた。研修に関する質疑応答は終了しており，通常そこで質問が出ることはなかった。ところがその日，突然1名の看護師が立ち上がり，「5月も終わるというのに，今年の新人はまだ夜勤で独り立ちできない。こんなペースで育てるなんて，東大病院はいったいどんな看護師を育てるつもりなのか」と強い口調で発言した。研修会場は静まりかえり，約50名の看護師が一斉に私に注目した。

　私は想定外の質問に，顔が熱くなり，心拍が速くなるのを自覚しなが

ら，どう答えるか素早く考えをまとめた。「研修と関係のない質問だから，後で個別に回答します」と言うこともできた。しかし，300名を超える看護師を採用し，新人教育制度を大幅に変更したその年，プリセプター世代である3年目看護師には大きな負担があり，自分たちのときとは違う手厚い教育体制に不満の声があることは知っていた。だから，「ここは大切な場面だ。私は3年目の看護師に何を伝えたいだろう」と意識を集中させた。そして，熱くなりながらも冷静に「これまでの教育ペースとの違いに不安や不満を感じていることと思います。しかし，私はそんな短いスパンで看護師を育てるつもりはありません。時間をかけて段階的に力をもつ看護師を育てるのです。看護は奥深く，3年やそこらで極められるものではありません。リーダーシップや教育力も必要です。私は，3年目の皆さんだって，今，育てている途中だと思っています」といったことを答えた。

　研修終了後，脱力状態で目を通していたアンケートのなかに，「長いスパンで育てるというメッセージがうれしかったです」という発言者からのコメントを見て，ほっとしたのを覚えている。咄嗟の場面でも冷静に自らの役割を捉えて対処することができれば，矛盾のないメッセージを届けることができるのだ。

　「職位」のパワーは本人が思う以上に強いので，管理者は，自分が知らず知らずに伝えているメッセージに敏感になることが必要ではないだろうか。そして，いざという場面で自分の伝えたいことがきちんと伝わるよう，行動や言葉を選択することが大切である。

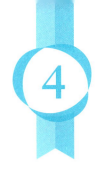

ミッションとエンパワメントによる看護管理

リーダーシップとマネジメント

　私は自分が管理者として働いている間，「管理」という言葉を「リーダーシップ」と「マネジメント」の両方を含む概念として捉えていた。しかし，一般に「管理」という言葉は，「マネジメント」と訳されることが多く，「リーダーシップ」と「マネジメント」は別の概念として扱われている。この2つの違いを理解しておくことは，両方の機能をバランスよく発揮することに役立つかもしれない。

　両者の違いを簡潔に述べれば，「リーダーシップ」はこれから進む方向性を指し示し，人を鼓舞することであり，「マネジメント」は指し示された方向性に向けて，人を含む資源・資産を効果的に活用して成果をあげることである。リーダーシップの研究者らは，この違いを以下のように説明している。

> ウォレン・ベニス「『マネジメントする』とは，何かを引き起こし，成し遂げ，義務や責任を引き受け，実行することだ。それに対して『リードする』とは，人を感化し，方向や進路，行動，意見などを導くことである。この違いは決定的だ。マネジャーはものごとを正しく行い，リーダーは正しいことをする」[10]

> スティーブン・R・コヴィー「マネジメントはボトムライン（最終的な結果）にフォーカスし，目標を達成するための手段を考える。それに対してリーダーシップはトップライン（目標）にフォーカス

し，何を達成したいのかを考える。(中略)成功の梯子を効率的にうまく登れるようにするのがマネジメントであり，梯子が正しい壁に掛かっているかどうかを判断するのがリーダーシップである」[11]

　このように，リーダーシップとマネジメントの機能の違いは明確だが，部下を通じて経営上の目的を達成するという点は共通するため，リーダーシップ理論とマネジメント理論の内容は大きく重なっている。古典的リーダーシップ理論の多くは，組織が成果をあげるために資産である「人」にどうかかわり，どう影響力を発揮するかに注目しており，マネジメントの関心に応えるものである。一方，マネジメント理論にも古くから，企業理念や企業の社会的責任(corporate social responsibility；CSR)，イノベーションや戦略立案など，方向性や価値の創出に言及するものが存在している。方向性を見誤っていては，的確なマネジメントも組織の長期的な繁栄・存続に結びつかないし，進むべき方向性が明確でも，的確なマネジメントがなければその目的を果たすことができない。だから両方必要だということだろう。

　看護師長は英語では一般にナース・マネジャー(nurse manager)と呼ばれ，看護部長はディレクター(director，この名詞形 direction は方角・方向などの意味をもつ)の語が用いられることが多い。このことは，看護師長にはよりマネジメント機能の発揮が期待され，看護部長にはよりリーダーシップの発揮が求められることを象徴しているのだろう。しかし，環境の変化が大きい今の医療の現場で，直接患者やスタッフと接している看護師長や副看護師長は「梯子が正しい壁に掛かっているか」，すなわち，今の方向性が正しいのかを最初に肌で感じられる立場にいる。すべての看護管理者は，リーダーシップとマネジメントの両方の機能の発揮が求められているのである。

目標と日々の活動をミッションに結びつける

　看護管理者が「今の方向性が正しいのか」を問うためには何が必要だろうか。それがミッションではないだろうか。

　私は,「ミッション」を究極の目的として,そして,「エンパワメント」を最強の手段として認識することが,日々の管理を変える力になると考えている。例えば,今多くの施設で実施されている「目標管理」を,ドラッカーが提唱した本来の「目標とセルフコントロールによる管理(management by objectives and self-control)」[12]にすることができるのではないか。

　目標管理は,運用の仕方によっては,上位目標を達成するための「ノルマ管理」に変貌してしまう。図1-1のように,ミッションが意識されない状況では,自部署目標は組織の年間目標を落とし込んだだけのものになってしまい,自分で立てた目標だとしても,何が何でも達成したいという強い動機が湧いてこないのではないだろうか。もちろん管理者として目標達成に向けて取り組むだろうが,スタッフを強く動機づけられず,日々の活動はマネジメントが中心となるだろう。

　もし,自分が心からコミットできる「ミッション」をもっていれば,

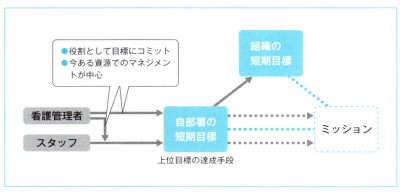

図1-1　誤った「目標管理」

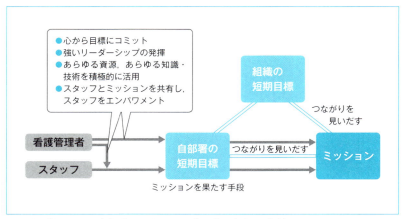

図1-2 「ミッション」と「エンパワメント」による本来の目標管理

　図1-2のように，組織目標のなかにミッションとのつながりを見いだそうとし，ミッションを果たす手段として自部署の目標を設定することができる。自分のミッションにつながる目標ならば，あらゆる資源，あらゆる知識・技術を積極的に活用して目標を達成したいと内から動機づけられるのではないか。そして，スタッフとミッションを共有し，スタッフも目標やその先にあるミッションに向けて取り組めるようエンパワメントすることが日々の活動の中心になるのではないだろうか。そのようにして，自部署の目標を達成し，ミッションの実現につながったと感じたとき，管理者として深い喜びや大きな充実感を味わえるのではないだろうか。

　もし，組織目標のなかにミッションとのつながりが見いだせないなら，そのときは「今の方向性が正しいのか」を問うときである。

5 まとめ

　患者，家族や人々によいアウトカムをもたらすためには，看護・医療・福祉に従事する人々がいきいきと働き，組織・チームとして大きな力を発揮できる環境が必要である。私は，看護管理者の仕事は，患者だけでなく働く人々や地域社会も含む関係者すべてとその未来に「健康と幸せ(well-being)」をもたらすことを目指し，働く人や集団，道具や環境，プロセスなどに効果的にアプローチすることだと考えている。

　だからこそ，大きなミッションと自分を自分なりの物語で結びつけること，そして，時間的・空間的広がりのなかで，自分が今ここで担っている役割を見つめることが，管理者である自分を支える大切な軸となる。自分の役割を見つめると，ともに働く人々の役割に気づき，一人ひとりが自らの役割を発揮できるように環境を整えたり支援したりすること，すなわち「エンパワメント」することが管理者である自分の仕事なのだと心から思うだろう。

　「ミッションとエンパワメントによる看護管理」を意識することで，目標管理が本来の機能を果たし，患者にも，看護師にも，そして看護管理者自身にも大きな恩恵をもたらすのではないだろうか。

引用文献

1) 武村雪絵，他：看護者が認識する「よい看護」の要素とその過程．看護研究 34(4)：329-339，2001
2) Takemura Y, et al: How Japanese nurses provide care: a practice based on continuously knowing the patient. J Adv Nurs 42(3): 252-259, 2003
3) 武村雪絵：看護研究の道しるべ―私がブレークスルーした"あのとき"．週刊医学界新聞　第2892号，2010
4) Aiken LH, et al: Hospital nurse staffing and patient mortality, nurse burnout, and job dissatisfaction. JAMA 288(16): 1987-1993, 2002
5) Needleman J, et al: Nurse-staffing levels and the quality of care in hospitals. N Engl J Med 346: 1715-1722, 2002
6) Sanada H, et al: Evaluating the effect of the new incentive system for high-risk pressure ulcer patients on wound healing and cost-effectiveness: a cohort study. Int J Nurs Stud: 47(3): 279-286, 2010
7) 茨木保：まんが 医学の歴史．医学書院，2008
8) 藤堂具紀：最新型ウイルスでがんを滅ぼす．文藝春秋，2012
9) 田坂広志：企画力―人間と組織を動かす力．PHP研究所，2009
10) ウォレン・ベニス，他（著），伊東奈美子（訳）：本物のリーダーとは何か．pp43-44，海と月社，2011
11) スティーブン・R・コヴィー（著），フランクリン・コヴィー・ジャパン（訳）：完訳7つの習慣―人格主義の回復．キングベアー出版，2013
12) ピーター・F・ドラッカー（著），上田惇生（訳）：マネジメント〔エッセンシャル版〕―基本と原則．pp137-141，ダイヤモンド社，2001

第2部

組織の中の「人」

多様な真実を共存させながら生きる「人」と働く

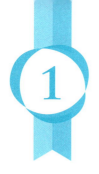

人間観の変遷とマネジメント理論

マネジメント理論の変遷

　第2部では，マネジメント理論の変遷を紹介したい。

　マネジメント理論を学んでみると，古典的な理論は決して新しい理論にとって代わられたわけではないことに気づく。社会の変化，哲学や社会思想の変遷に伴い「人」の捉え方は変化している。しかし，古い捉え方が間違いであったというわけではない。人は，合理的に動く一面もあれば，周囲に同調したり感情に左右される側面もあり，自分の力を試したいと思う側面もある。それぞれその人の真実である。管理者は，「人」を通じて組織の目的を達する以上，「人」がどのような存在かを多角的に理解することが大切である。何よりも，多様な真実を共存させながら生きる存在としての「人」は興味深く，奥深い。この面白さを伝えるためにも，人間観の変遷と対比させながら，マネジメント理論のいくつかを提唱者の人物像や社会背景とともに紹介しようと思う。

5つの人間観

　図2-1～5は，5つの人間観に対応した5つのタイプの上司を示している。気づいた方も多いと思うが，このリーダー像は，1990年代後半から2000年代に放送され高視聴率をたたき出した警察ドラマ「踊る大捜査線シリーズ」(脚本：君塚良一他，制作著作：フジテレビ)をヒントに作成したものである。このドラマは多くの人が視聴していたうえ，警視庁と所轄署の関係や，官僚組織における業務の実際と課題がわかりや

すく描かれていたので、マネジメントの格好の教材としてしばしば利用させていただいている。

詳細は順に解説をしていくが、5つの人間観とは、以下のとおりである。
❶合理的経済人としての人間
❷社会的感情人としての人間
❸意思決定する人間
❹責任・貢献・成果を欲する人間
❺価値・知識を創造する人間

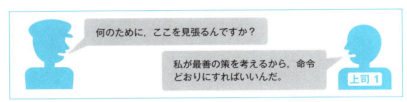

図2-1　合理的経済人としての人間

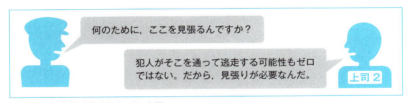

図2-2　社会的感情人としての人間

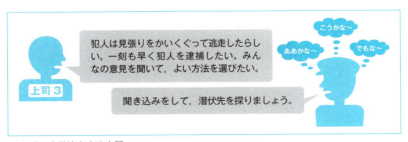

図2-3　意思決定する人間

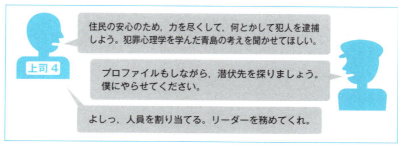

図 2-4　責任・貢献・成果を欲する人間

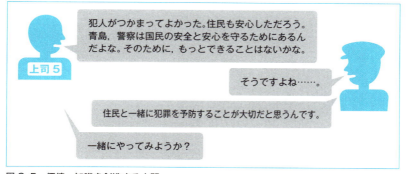

図 2-5　価値・知識を創造する人間

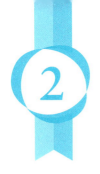

「合理的経済人としての人間」

科学的管理法の父，フレデリック・テイラー

　図2-1の上司1から，前述の警察ドラマの映画版で，「所轄は手足」と言い放った女性管理官を思い出した方もいるだろうか。管理者あるいは指揮者が最善の方法を考え，部下あるいは労働者は決められたとおりに実行するというように，「計画」と「執行」の分業を提案したのは，今から100年あまり前，「科学的管理法の父」と自称したフレデリック・テイラー（1856-1915）である。

　喬[1]によると，テイラーは米国ペンシルバニア州フィラデルフィア市の裕福な家庭の3人兄弟の次男として生まれた。頭脳明晰，スポーツも万能な好青年であったという。テイラーはエンジニアになりたがったが，上流階級の者が就く職業ではないと両親に猛反対され，ハーバード大学法学部を受験し合格したそうだ。しかし，視力の悪化（嘘をついたという説も）を理由に進学を辞退し，ポンプ工場に日給の見習い工として就職した[1]。その後，23歳でスチール会社に転職し旋盤工となったが，能力を買われて2年後には旋盤作業の組長，その2年後には職長（親方のようなもの）に昇進した[1]。

　当時は第二次産業革命により工業化・機械化が進み，電気の利用が始まり，工場では夜も含めて大量生産が可能になった時代であった。機械化により熟練工を必要とする職場が減り，移民を含めて若い未熟練工が大量に働くようになった。労働者は高い賃金を求め，資本家は厳しい企業間競争のなかで生産量の拡大や効率を求めていた。当時は定率の出来高払いの給与体系が主流であったが，優秀な作業員の給与が高額になる

ので，資本家の判断で賃率をカットすることがしばしば行われていた。たくさん働いても給与はほとんど増えないため，労働者は資本家に不信感をもっており，働く意欲は低く，過重な負担を課されないよう，集団で生産ラインのスピードを落としたり，怠業(サボタージュ)することが頻発していた[1,2]。

「科学的管理法」への転換により労使双方が恩恵を享受

　テイラーは，資本家にとっても労働者にとっても不幸なこの状況をなんとかしたいと思い，生産性を高めるために細部にわたってさまざまな調査をした。それまでの経験と勘に頼った「成り行き管理」から，調査研究の結果に基づいた「科学的管理法」への転換である[1]。テイラーは集団怠業をなくせば，時間あたりの生産量を大幅に増やすことができ，労働者に高い賃金を支払っても，資本家は製品当たりの人件費を減らせると考えた。

　彼の研究は細部にわたった。作業工程を細分化して，ストップウォッチで各工程にかかる時間を調査し，その値から１日のノルマ量や必要人員を割り出したり，各工程の動作を研究して，最も効率的な作業方法や工具，作業環境を明らかにし標準化したりした。これらの取り組みにより，テイラーは生産性を飛躍的に高め，技師長(エンジニアのトップ)に昇進した。35歳で別の会社に総支配人として引き抜かれたが，資本家と意見が対立して３年後に辞職し，その後は経営コンサルタントとして多くの企業にかかわった。

　ここでは，あるスチール会社でショベル作業を見直した事例を紹介したい。テイラーの驚くほど細かく徹底的な性格が伝わってくる事例である。彼は，ショベルで鉱石や灰をすくう作業について，作業員がさまざまな大きさや形のショベルを自由に選び，１回ですくう量も作業のペースも人それぞれであったのを，実験により，１回あたり21ポンドが最適だと突き止めた。そして，使用するショベルを標準化し，ショベルを

差し込む速さや持ち上げる高さ,投げる時間まで最適化したという[2]。

　さらに,労働意欲を喚起するために,設定した作業量(ノルマ)を超えたら高い賃率,低い場合は低い賃率を適用するといった賃金制度も導入した。また,作業には従事せず,その日の作業量に合わせて人員を配分したり,作業内容に応じたショベルを配布したりする計画部門をつくった。

　その結果,作業員一人あたりの生産性は,一人あたり平均16トンから59トンへ3.7倍に向上した。作業員の平均賃金は1日1ドル15セントから1ドル88セントと6割増になったが,10トンあたりのコストは72セントから32セントに半減し,労使ともに満足できる結果をもたらした[2]。テイラーが目指したとおり,労使は決して対立するものではなく,管理の力で双方が恩恵を享受できることを示した。

現代にも通用するシンプルなマネジメント理論

　テイラーはその後もいくつかの企業で管理者やコンサルタントとして生産性向上に貢献し,1911年,55歳のときにそれまでの成果をまとめた『科学的管理の原理(The Principles of Scientific Management)』[2]を出版した。

　テイラーのマネジメント論は,タスク管理,作業研究(時間研究,動作研究),作業の標準化・マニュアル化,段階的賃金制度,作業管理のために最適な組織形態(計画・管理部門と執行部門を分離)などからなる。

　「作業研究」により熟練工のムリ・ムダ・ムラのない作業を明らかにして,未熟練工に伝えられるようにすること,熟練工の高い能率に基づいて1日のノルマとなる仕事量を設定するという「タスク管理」をすること,使う道具や時間,作業を標準化し「マニュアル化」することが行われたが,これらは,今の医療の現場でも行われている。例えば,安全で無駄のない手順を標準化しマニュアルを作成し訓練すること,院内の

医療機器をできる限り統一し事故を防止すること，作業動線や物品配置を見直し作業時間の短縮を図ること，健康や安全を保つために適切な労働時間と休憩時間を守ることは，私たちも日々実践している。

　そして，管理的・頭脳的な仕事は計画部門に集中させて，現場の労働者や現場監督者から切り離し，労働者は現場監督者の指揮命令や支援を受けながら作業を遂行するという役割分担は，現在の企業組織の原型とも言える。科学的管理法が提唱する，作業の無駄を省きシンプルにすること，最適な手順や環境を標準化すること，適切に役割分担し専門性を高めることは，今でも十分に通用するマネジメント方法なのである。

経営者の誤用によりテイラーの理念から乖離

　テイラー自身は，「マネジメントの目的は，雇用主に限りない繁栄をもたらし，併せて，働き手に最大限の豊かさを届けることであるべきだ」と述べており[3]，最初の動機であった，労使双方が幸福になるための方法として科学的管理法を提唱したことは間違いない。しかし，テイラーに影響を受けた経営者らが単に生産性向上の道具として科学的管理法を用いたため，科学的管理法は労働搾取，人間性の欠如などの批判を招くことになった。

　実は，テイラー自身も労働者から嫌われていたそうだ。ショベルを差し込む角度や速さ，すくい上げる量まで指示するなんて，「細かすぎる！」「うっとうしい！」と思った方もいるだろう。先ほど紹介したショベル作業では，600名いた労働者がテイラーが来てから140名に減ったという[1]。テイラーは1日12.5トンであったノルマをいきなり47.5トンに引き上げたため，労働者の反発も大きかったようだ。優秀者をモデルに作業を標準化しようと，優秀な労働者たちに実験協力を依頼したところ，拒否されてしまい，テイラーが怒って集団解雇したこともあったそうだ[1]。懸命に努力してもノルマをクリアできない労働者には低い賃率が適用されるため，従来より多くの作業をしても給与が下が

り，生計を維持できず退職せざるを得なかった者もいたという[1]。結果的に従順で強い身体をもつ労働者のみが残り，1/4の人員でもそれまでと同程度かそれ以上の作業ができたのである。

　しかし，テイラーには，労働者に重労働を課そうという意図は全くなかった。むしろ，労働者に重労働を課そうとする従来の方法を改め，一流の労働者が行っている「一番よい方法(one best way)」を皆が身に付けることで，身体への負荷を増やさずに生産性を高めるのが科学的管理法だと説明している[1]。一流になれないのは怠けているか適性がないからであって，もし努力しても一流になれないのなら他の仕事を探すべきだとも述べている。

　テイラーに労使双方に幸せをもたらしたいという高い志があったことは確かである。なぜうまくいかなかったのだろうか。テイラーに問題があったとすれば，労働者の感情や個性を考慮しなかった点であろう。テイラーにはミッションがあった。しかし，そのミッションを資本家や労働者と分かちあうことができなかった。そして，労働者をエンパワメントする姿勢ももち合わせていなかった。

合理的経済人モデル

　科学的管理法の背景にある人間観は，「経済人モデル」である。経済人は「ホモ・エコノミクス」ともいわれ，「もっぱら経済的合理性の観点から行動する人間」(『広辞苑』第6版)を意味する。前提として，人間は利己的であり自分の満足や効用を最大にするように行動する存在だと考える。人間の感情や個性，社会性など人間的な部分を無視し，作業のみに関心を向け，経済的なインセンティブだけで動く機械のように捉えていること，あるいは，機械や部品のようにコントロールの対象と捉えていることから，科学的管理法の背景にあるこの人間観は「機械人モデル」と呼ばれることもある。

時代の影響と経営思想

　テイラーの時代の米国社会思想としては，功利主義，実用主義（プラグマティズム）が挙げられる。前者は社会全体の幸福を重視するもので，「最大多数の最大幸福」という言葉があるように，社会の幸福と個人の幸福の調和を目指し，全体の幸福（効用）が増す方法や選択がよいものだとする考え方である。実現はできなかったが，テイラーは，資本家が生産性の向上により手にした利益を商品を低価格化することで社会に還元し，資本家，労働者，消費者の三方にとってよい経営を理想としていた[1]。

　実用主義は，「事象に即して具体的経験を基に考える立場。観念の意味と真理性はそれを行動に移した結果の有効性いかんによって明らかにされるとする」（『広辞苑』第6版）考え方で，真理は頭のなかではなく行為や結果のなかにあり，絶対的に正しい考え方があるわけではなく，行為や結果を見て，有効かどうかで，正しいかや価値があるかが決まるという考え方である。行為やその結果に注目し有効な行為を唯一の正しい方法として選択したテイラーの姿勢に重なるものを感じるのは私だけだろうか。人はその時代の社会の状況や思想の影響を受けて存在しているのだとあらためて思う。

3 フォード車と豊かな大衆の出現

大量生産による低価格化の実現

　次のマネジメント理論を紹介する前に，テイラー以降の社会背景の変化を説明しておきたい。そのため，ガソリン式自動車の大量生産で米国社会に大きな影響を与えたヘンリー・フォード(1863-1947)を紹介したい。

　フォードは米国ミシガン州で農場経営をする父のもと，6人兄弟の長男として生まれた。喬[1]によると，父は彼が農場を継ぐことを望んだが，彼は農場の仕事を嫌がり，機械工として働くことを選んだそうだ。やがて，フォードはエンジン開発や自動車造りに熱中し，友人らと自動車会社を立ち上げた。

　フォード自身はテイラーの科学的管理法は参照しなかったと述べているそうだが，フォードの管理法はテイラーと非常によく似ている[1]。フォードは，作業を標準化し，分業し，ベルトコンベアによる流れ作業で効率的に大量の自動車を生産するシステムを構築した。そして，自らが筆頭株主兼社長になり，思いどおりに経営方針を打ち出せるようになったとき，手にした利益を従業員への還元(賃上げ)と大衆への奉仕(値下げ)に投じた。これは，テイラーが望んでいた資本家の姿であり，テイラー自身は雇われ管理者あるいはコンサルタントであったため，実現できなかったことである。

　フォードが社長になって間もない1908年に発売したT型フォード車は，高性能で頑丈で操作が容易という優れた製品でありながら，ライバル車のほぼ半額の850ドルで売り出された[1]。当然ながら大ヒットした

53

が，フォードはその後も値下げを重ね，1922年には275ドルまで引き下げたという[1]。低価格になるほど販売台数が増え，大量生産することでいっそう効率的な生産が可能になるという好循環が生まれた。大量生産・大量消費社会の到来である。

賃上げで豊かさを得た労働者

　そしてフォードは1914年，従業員に対しても画期的な宣言をしている。1日の労働時間を9時間から8時間（週48時間）に短縮すると同時に，給与を1日2.34ドルから5ドル（現在の1万1,000円以上）へと一気に倍以上に引き上げたのである[1,2]。フォードはテイラーと異なり，ノルマ制・出来高制ではなく日当で給与を支給していた。ただし，家庭・生活調査があり，酒好きやギャンブル好き，乱れた性関係や不健康な生活，外国への多額の送金などが見つかると，日給5ドル支給の対象外となったそうだ[1]。

　フォードはその後も，離職率低下のため労働時間の短縮と賃上げを続け，1929年には週40時間，1日7ドルになった[1]。大胆な値下げと賃上げにより，自動車はもはや一部の富裕層だけのものではなくなった。フォード社に夫婦で勤めると世帯年収は2,000ドル以上になり，年収の1/8でフォード車を購入できるのである[2]。貧しくて，生きるために必死で働いていた労働者が，郊外に住んで自動車で通勤し，余暇を楽しむこともできる豊かな生活を手に入れたのである。

　しかしながら，フォード社の従業員は決してハッピーとは言えなかった。給与を倍増させた直後は，確かに離職率は月31.9%から1.4%へ激減した[1]。しかし，ベルトコンベアにより時間に追われながら，極度に分断された単純作業を毎日5,000〜7,000回，延々と機械的に繰り返すことに，従業員は耐えられなくなっていったという。多くの新人が試用期間だけで工場を去った[2]。また，フォードは独裁的であったため，能力を発揮する機会を得られず，活躍の場を求めて他社に移った優秀な従業

員もいたそうだ[1]。

そして，一時は55％のシェアを誇ったT型フォード車も次第に他社にシェアを奪われることになった。大量生産のため単一車種で色も黒一色，モデルチェンジも少なかったフォード車よりも他社の自動車が魅力的に映ったこと，他社が分割払い制を導入したことがその背景にあった[1]。

フォードに見る経営に潜むパラドックス

フォードは，事業の目的は自己・自社の利益の追求ではなく，人々の生活を豊かにするために奉仕することだという経営理念をもち，そのとおり従業員と消費者に利益を還元し，従業員の私生活への介入まで行った。ガソリン自動車の可能性を信じ，自動車を富裕層の贅沢品から大衆の生活の足にするのだという情熱，自社の従業員に豊かな生活を送ってほしいという愛情がうかがえる。ミッションと信念をもち，それに基づいて意思決定し経営する姿は，管理者の理想であり憧れでもある。

しかし，フォードは，労働者が仕事に求めるもの，消費者が自動車に求めるものが，フォード自身がもたらした社会の変化により，変わりつつあることに気づかなかった。豊かになった労働者が仕事に求めるものは，もはや給与だけではなくなっていた。豊かになった消費者が自動車に求めることも，ただ安くて頑丈で操作性がよいことだけはなくなり，他者の自動車とは違う特別さやステータスなど付加価値のウェイトが増しつつあった。

看護管理者として，あるいは病院の幹部として病院の経営方針を考えるとき，フォード社の事例は手本にもなり反面教師にもなる。ミッションと信念をぶれることなくもち続けながら，同時に社会の変化や反応を見極めて意思決定をしなければならないことを教えてくれる。

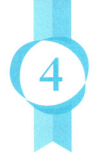

「社会的感情人としての人間」

多くの学問を修めた産学研究者, エルトン・メイヨー

　大学院生時代に50名弱を対象にインタビューを行い, 膨大なデータの海のなかで四苦八苦した経験がある私にとって, 2万名を超える労働者にインタビューしたという研究プロジェクトにはただただ驚かされた。テイラーの「科学的管理法」を検証する研究を続けるなかで, 人間は感情や人間関係に左右されて行動することに気づき, 「社会的感情人モデル」へとマネジメント理論を転換させたのが, この研究プロジェクトのリーダー, エルトン・メイヨー (1880-1949) である。

　メイヨーは, オーストラリアのアデレードで, 医師一族の次男として生まれた。喬[1]によると, 彼は地元アデレード大学医学部に進学したが, 期末試験で不合格になり退学したそうだ。両親の計らいでスコットランドやロンドンの医大に入り直したがやはり修了できず, 医師になることを諦めざるを得なかった。親の期待に応えられない自分に悩み, そのままロンドンに残っていくつかの仕事をしたそうだが, いずれもうまくいかず, 無気力な日々を過ごしていたという。唯一, 労働者のための社会人大学の任期付き教員は合っていたようで, 人気教員となったそうだ[1]。

　その後, 彼はオーストラリアに帰国し, 両親が出資した印刷会社の管理者になったが, この仕事も合わず, アデレード大学に入学し直し, 論理学や哲学, 経済学や心理学を学んだ。この領域が合っていたのか, 最優秀学生として卒業したメイヨーは, クイーンズランド大学の人気講師となった。フロイト精神医学を帰還軍人のケアに応用するなど臨床心理学者としても実績をあげ, 教授に昇進したメイヨーだが, 医師になれなかったコンプレックスが根強く, 侮辱されたと一方的に思い込み, 大学

関係者とトラブルを起こすこともしばしばだった[1]。

離職率を劇的に改善させたミュール実験

大学に居づらくなったメイヨーは42歳で米国に渡り，ペンシルバニア大学ウォートン・スクールで，科学的管理法の考え方に基づき，作業環境と労働者の離職率に関する研究を行った。年間離職率250％という恐るべき職場（ミュール紡績部門）で退職の原因を調査したメイヨーは，仕事の単純さと孤独による精神的疲労が原因だと考えた。そこで，仲間とコミュニケーションが取れるよう，10分間の短い休憩を1日4回取らせることを提案した。すると，離職率が年5％と劇的に改善し，紡績工場の生産性も改善したという[2]。

メイヨーは，単に短い休憩に効果があったわけではなく，研究者が従業員の話を真摯に聞いたことや，経営者から休憩のタイミングは自分たちで決めてよいと言われ，経営者が自分たちを信頼していると感じられたこと，休憩時間を仲間同士で話し合って決めるようになったことなどが影響したのではないかと考えた[2]。

ホーソン実験

この仮説は，有名な「ホーソン実験」で検証されることになる。1924年から1932年にかけてウェスタン・エレクトリック社のホーソン工場において行われた，一連の実験研究である。メイヨーの前に，ホーソン工場では別の研究グループが照明実験を行っていた。この研究は科学的管理法の考え方に基づき，作業に適した照度を調べることが目的で，対照群を置き，実験群のみ照度を変更して作業効率の変化を見るものであった。しかし，照度を上げた実験群だけでなく，照度を変えなかった対照群でも同じように作業効率が高まった。また，実験群の照度をどんどん下げても，作業効率は逆に高まるなど，科学的管理法の仮説では説

明できない結果となった[1]。そこで，当時ハーバード大学ビジネス・スクールに招聘されていたメイヨーの研究グループが派遣されることになった。

メイヨーは，作業効率に影響する要因は多数あり，照度はさほど重要でないのだろうと考え，他の重要な要因を探すことにした。そこで，100名以上の女性工員から6名を選び，工場のなかに別室を設け，条件を変えながら機械の組み立て作業を行わせ，作業効率の変化を調べた。賃金や休憩回数，労働時間，監督方式，軽食サービス，部屋の湿度や温度など，さまざまな条件を計画的に変更した。条件をよくすると作業効率は上がったが，不思議なことに条件を元に戻しても作業効率は下がらなかった[2]。

実は，6名の女性工員はまず工場から優秀な2名が推薦され，この2名が残りの4名を自由に指名するという方法で選ばれた。もともと優秀であったうえ，100名から選抜されたという誇りがあったこと，仲のよい6名が集まり，仲間意識も高かったことから，彼女らは一丸となって頑張り，高いモチベーションを維持し続けたのである。結局，作業効率に影響する要因は見つからず，実験は失敗に終わった。

失敗から導き出された仮説

メイヨーらは，外部環境要因ではなく，彼女たち自身に変化が起きたのではないかと考え，彼女らにインタビュー調査を行った。彼女らは，少人数で家族のような雰囲気のなかで作業できたこと，工場の命令型の上司ではなく寛容な観察型の監督者が研究期間上司を務めたこと，グループでの出来高払いとなったので1人当たりの報酬が2～3倍に上がったこと，新鮮な体験で，実験に関心もあり，他の人からの注目を浴びていたことなどが，仕事を頑張れた理由だと話したそうだ[1]。メイヨーは，作業環境や手順，賃金制度といった物理的な外部環境条件よりも，労働者の心理的・情緒的な部分，人間的側面によって作業効率が影

響されることを突き止めたのである。

面接調査がもたらした思わぬ成果

　メイヨーらは，従業員が望む監督方式や労働条件，人員配置などを調べるために，工場の従業員2万1,000名以上を対象に大規模な面接調査を行うことにした。最初は研究者が面接者となったが，やがて現場監督者も面接を実施することになった。メイヨーらは，現場監督者に面接をするための訓練を行い，表2-1のように，面接するうえでのルールも示した[1]。このルールは，今でも部下と面接する際の留意点として十分に通用するものである。

　面接は最初こそ聞き取り項目が決まった構造的なものであったが，やがて自由な発言を促す雑談のようなものになった。膨大な雑談メモをどう分析するか，メイヨーらは途方に暮れたそうだが，面接を行なったこと自体が生産性を向上させるという思わぬ結果がもたらされた[2]。面接により従業員と管理者の相互理解が進み，人間関係が改善されたこと，従業員自身が話しながら自分の不満の正当性を整理できたことが，生産性の向上につながったのである。

表2-1　メイヨーらが提示した面接ルール

❶ すべての注意をインタビューする相手に集中し，そのことが相手にもわかるようにする。
❷ 話さず，聞く。
❸ 論争しない。助言しない。
❹ 相手が言いたいのは何か，言いたくないのは何か，助けがなければ言えないのは何かを注意深く聞く。
❺ 話を聞きながら，仮の人間像を描いては修正し続ける。
❻ 聞いた話はすべて機密であり他者に漏らしてはならないことを忘れない。

文献1）喬(2011，p.84-85)に紹介されている Mayo E.: The Social Problems of an Industrial Civilization. John Wiley & Sons, Inc., p.65, 1949. を著者が翻訳.

「人間関係論」と社会的感情人モデル

メイヨーは，その後，インフォーマル・グループの影響などを研究し，一連の研究成果から以下の結論を導き出した[1,2]。

❶ 人は，経済的な報酬だけでなく社会的な報酬（仲間への所属や貢献，賞賛など社会的欲求の充足）を求める
❷ 人の行動は必ずしも合理的ではなく，感情に大きく左右される
❸ 人は，公式な組織より非公式な組織（職場内の派閥や仲良しグループ）の影響を受ける

人の労働意欲は上司や同僚との人間関係に左右されるため，職場の人間関係の改善が重要だとするメイヨーらの理論は，「人間関係論（human relations theory）」と呼ばれる。

図2-1，2（→ p45）をもう一度見てみよう。

上司1はテイラーが提唱した科学的管理法のなかの上司像，上司2はメイヨーが提唱した人間関係論のなかの上司像をイメージしている。どちらの上司も同じ作業を部下に命じているが，上司2の部下のほうが目的意識をもって意欲的に仕事に取り組むことが想像されないだろうか。テイラーは，人間は賃金などの経済的利益を唯一の動機として，それを獲得するために行動するという「合理的経済人モデル」に基づく管理を行った。一方，メイヨーは，人間の社会的欲求や感情に注目し，モチベーションを高めることの重要性を訴え，「合理的経済人モデル」から「社会的感情人モデル」への転換を提唱した。何を命じるかだけでなく，どのような関係にある者がどのように命じるかが仕事ぶりに影響するのである。

こののち，マネジメント分野の研究では，従業員の欲求や満足感，上司と部下の関係性など，人間的な部分を重視するようになった。マズローの欲求階層説，ハーズバーグの動機づけ衛生理論，マクレガーの

X-Y理論など，私たちになじみ深いモチベーション研究やリーダーシップ研究も，メイヨーの人間関係論を受け継いで発展したものである。

　メイヨーはマネジメント研究の新しい流れを創りだした。何度も挫折を経験し，さまざまな職業を経験し，もがきながら，医学，哲学，論理学，心理学，社会学，経営学など幅広い学問を学んだことが，彼に深く鋭い洞察力をもたらしたのではないだろうか。管理は「人」とのかかわりで成立するからこそ，挫折や苦悩も含めてさまざまな経験，さまざまな学問が生きるのだと，私たちに教えているようだ。
　そして，たとえ今，仕事がうまくいかず挫折を味わっている人にもその人の個性や能力が活きる場所がきっとあると信じる力を与えてくれる。
　ミッションへの情熱という点では，テイラーのほうが強かったかもしれない。しかし，メイヨーは人をより深く理解し，人の力を引き出すための方法を探し求めた。メイヨーのアプローチは働く人々がもつ力を信じ，「エンパワメント」しようとすることだといえないだろうか。

「意思決定する人間」

組織論の創始者，チェスター・バーナード

　メイヨーはマネジメント研究の新しい流れをつくったが，研究の対象はやはり労働者個人であり，組織全体を捉えるものではなかった。組織全体をシステムとして捉えて一般理論を構築し，そのなかで経営者の役割を明確に打ち出したのは，近代組織論または近代管理論の創始者といわれる，チェスター・バーナード(1886-1961)である。

　三谷[2]によると，バーナードは，米国マサチューセッツ州で機械工の次男として生まれた。幼くして母親が亡くなり，父が再婚した際に母方の祖父に引き取られることになった。鍛冶屋を営む祖父は大家族で，貧しいが温かく，音楽と哲学的議論を好む知的な雰囲気にあふれた家庭で育ったそうだ。バーナードは，働きながら独学を続け，20歳でハーバード大学経済学部に入学した。アルバイトをしながら勉学に励んだが，結局3年次を終えたところで経済的理由で大学を中退した。叔父の紹介で電話会社に就職した彼は，大学で学んだ経済学の知識や語学力を活かして活躍し，1927年には41歳で子会社である新設電話会社の社長に就任した。その後21年間，その子会社の社長を務め，1929年の世界恐慌後の不景気も経験したが，彼は労働時間を削減して全職員の雇用を守り，部下から絶大な信頼を得たという。

　ハーバード大学でメイヨーらとも交流があったバーナードは，メイヨーらに勧められ，1938年，著書『経営者の役割』を出版した。組織論や外部環境と経営戦略など，新しい切り口からマネジメント理論を展開した同書は高く評価され，経営学の「バーナード革命」とさえいわれたそうだ[2]。以下，バーナードの考え方をいくつか紹介したい。

組織の成立要素

　バーナードは組織を「2人以上の人々の意識的に調整された活動や諸力の体系（システム）」と定義している。「組織は，相互に意思を伝達できる人々がおり，それらの人々が共通目的の達成を目指して，貢献しようとする意欲をもって行為するときに，成立する」[1]のである。今では組織論の最初に学ぶ，組織が成立する3つの基本要素，すなわち「コミュニケーション」「共通目的」「協働意欲」を挙げたのはバーナードである。

　個人では達成できないことを他者と協働すれば実現できると思ったときに，人は協働に貢献しようとする意欲，すなわち「協働意欲」をもつ。バーナードは長く管理の現場にいたため，彼の人間観は非常に現実的である。例えばバーナードは，大多数のメンバーの協働意欲は消極的だと指摘している。だから，ごく少数の積極的な協働意欲をもつメンバーの存在が重要であり，彼らが消極的なメンバーとかかわることで，協働意欲を引き出すことが極めて重要だと述べている。

　また，バーナードは，「個人の動機」と組織の「共通目的」は異なり，「個人人格」と「組織人格」も別であるため，「個人」と「組織」の間にはコンフリクトが起きると指摘している。つまり，組織メンバーは，組織の共通目的を実現することで個人の動機も満たされると認識しているから，通常は異を唱えず組織活動に参加しているが，状況によっては，個人の動機や個人人格に基づいて行動するか，それとも組織の共通目的や組織人格に基づいて行動するかの調整が必要となる。コンフリクトを避け，協働意欲を引き出すためには，組織メンバーの「個人動機」を組織の「共通目的」に統合し，組織の共通目的を実現すれば，個々のメンバーの動機も満たされ達成感を得られるという状態にすることが重要となる。

　看護管理者は組織の共通目的や組織人格に基づいて行動することが多く，組織に貢献しようとする協働意欲も高いため，スタッフが必ずしも

そのような状態にないことを忘れてしまう。バーナードは，組織のなかの「人」は，組織人格とは異なる個人人格をもち，個人的な動機を有し，多くは協働意欲も消極的なのだという現実を理解したうえで，スタッフにかかわる必要性を教えている。

組織の存続要件

　組織を成立させることよりも，組織を長い期間にわたって存続させるほうがはるかに難しい。バーナードは成立した組織が存続するために必要な要件として，「有効性（effectiveness）」と「能率（efficiency）」を挙げた。ただし，私たちが通常この言葉を用いる際の意味とバーナードのこの言葉の使い方は異なるため注意が必要である。

　バーナードがいう「有効性」は，組織の目的が客観的に達成される度合いを指す。個々のメンバーの動機が満たされても，組織の目的が達成されなければ，その活動は「有効でない」ことになる。

　そして，バーナードのいう「能率」は，組織メンバー個人の動機が主観的・心情的に満たされる度合いを指す。ある活動が有効ではなくても，組織メンバーの動機を満足させる場合は，その活動は「能率的」だということになる。なお，今は「能率」という言葉はインプットをアウトプットに転換する効率を表すことが一般的であり，バーナードの用い方は独特である。

　バーナードは，「有効性」とともに「能率」を強調することで，組織の目的を達成することだけでなく，組織メンバーの多様な動機を満たすような意思決定をしなければならないのだと伝えている。組織メンバーは，賃金や良好な労働条件，福利厚生，社会的地位，所属感，誇り，自己実現など，自分が組織に所属することで得られるもの，すなわち「誘因（inducements）」が，自分が組織のために費やす労力や時間，人間関係による苦労など，組織への「貢献」よりも大きいときに（せめて釣り合っていると感じるときに），組織に所属し続ける。つまり，自分が投

入した以上のメリットがあると感じられなければ，退職という意思決定をすることになる。これは，従業員だけでなく，顧客にも当てはまる。コスト以上に価値のあるものが得られるときに，顧客であり続けるのである。組織メンバーや顧客を引き留めるためには，すべての組織メンバーや顧客，その他利害関係者について，「誘因」≧「貢献」とする必要があるのである。

　そのためには何が必要だろうか。実は，有効性と能率は全く別の概念でありながら，互いに深く関係している。組織活動が有効であれば（組織の目的を達成できれば），経済的利益を得られ，それらを組織メンバーに配分したり，顧客に還元することができる。そのことが部下のやりがいや満足度につながり，能率を高めること（個人の動機を満たすこと）につながる。能率の実現のためにも，有効性（組織の目的を達成すること）の実現は重要なのである。管理者の重要な役割は，組織が，現在の意味で「効率的」に資源や資産を活用し，バーナードのいう「有効」な活動を行い，関係者皆に誘因を配分できるだけの大きな成果をあげることなのである。

全人モデルと経営人モデル

　では，バーナードが前提としている人間観とはどのようなものだろうか。

　もう一度，図2-1～3（→ p45）を見てほしい。上司1，上司2が部下に命じる作業をすでに決定していたのに対し，上司3は部下のさまざまな考えを聞いて，そのなかからよい方法を選択しようとしている。実は，このとき部下一人ひとりも複数の選択肢のなかから，その場面で自分にとってよいと思う行動を（発言しないことも含めて）選びとっている。

　バーナードは，人間を，協働意欲をもち，経済的な動機だけでなく，非経済的な動機ももち，また，判断力や選択力，自由意思や社会的責任

をもつ「全人(total-man, whole-man)」として捉えた。組織という協働システムが必要なのも，人が，理性的で無限の可能性を秘めながらも，感情にも左右されてしまうなど，合理性に限界をもつ存在だからである。すなわち，「組織のなかの個人は自由意思をもつ意思決定者として，個人と組織の統合を求める存在」[1]なのである。

バーナードの影響を受けて組織における意思決定プロセスを研究した，ハーバート・アレクサンダー・サイモン(1916-2001)はこの「全人モデル」を発展させ，「経営人(administrative man, managerial man)モデル」を提唱した[1]。「経営人モデル」では，人は，賃金などの経済的利益を求めながら，自己満足や社会奉仕などの非経済的利益も同時に求めており，両者の獲得をともに求めながら，自分の意思と判断で選択肢を取捨選択する存在である。「経営人モデル」の前提は以下のとおりである[1]。

❶組織内の個人はすべて意思決定を独自に行う主体である
❷組織内の個人は，組織人格と個人人格をともに有する二重人格者として，個人動機と組織目的の均衡を図ったうえで個人の意思決定を行う
❸人間行動には人間の意思が働いており，人間の行動は人間の意思決定の結果である。さらに人間行動がもたらした結果は社会現象をなす

経済的動機と非経済的動機の両方を有し，理性的な部分も感情的部分ももち合わせている「経営人モデル」は非常に現実的な人間像であり，看護管理者自身にもよくあてはまるのではないだろうか。例えば，自分自身の考え(個人人格や個人の動機)と病院や看護部の方針(組織人格や組織目的)が食い違うこともあるだろう。そのとき，その両方に応えたいと思いながら，実際にはどう行動するかを思案して，最終的な意思決定をしているのではないだろうか。

「全人・経営人モデル」では，組織のメンバー一人ひとりの個人的な動機を組織の目標に統合し，メンバー個々の意思決定を組織の意思決定

に統合することが，組織の経営管理上，重要となる。

権限受容説

　バーナードの理論でもう1つ興味深いのは，「権限」に関する記述である。私たちは通常，「権限の委譲」という言い方をする。このような言い方をする背景には，権限を所有しているのは上位者であり，上司の権限は部下の状態で左右されることはなく，上司から部下へ一方的に行使可能だという認識がないだろうか。

　バーナードは，「権限受容説（authority acceptance theory）」という斬新な学説を提起した[1]。「ひとつの命令が権威をもつかどうかの決定権は受令者の側にあり，『権威者』すなわち発令者の側にあるのではない」[4]というものである。つまり，権限は上司が命令したときではなく，その命令を部下が受容したときに初めて機能するのであり，上司の権限の程度を決めるのは部下の側だというものだ。上司が自分の命令に権限をもたせるためには，部下がその命令を受け入れ，協力するように，部下の心に訴えかけ，協力や協調を引き出すよう説得する力が必要なのである。

　もちろん，無抵抗に上司の命令や指示を受け入れる範囲，すなわち「無関心圏」「受容圏」があり，多くの場合，部下は上司の命令や指示に対していちいち反問せず，無条件に受け入れる。しかし，この「無関心圏」から外れた場合，部下はその命令や指示に従うかどうかを自分の意思で判断することになるというのだ。そう，バーナードは，人を意思決定できる存在と見ているのである。バーナードは，「無関心圏」から外れた命令を受容するかどうかを判断する基準として，以下の4つを挙げている[1]。

❶伝えられた内容が理解可能で，実際に理解すること
❷意思決定に際し，それが組織の目的と矛盾しないと信じること

❸意思決定に際し，それが全体として個人の関心と両立できると信じること
❹自分が精神的にも身体的にもそれに従うことができること

　これらのことが教えているのは，看護管理者は，スタッフにわかりやすく伝える努力を怠らず，スタッフが理解したかを確かめなければならないということである。そして，看護管理者が指示したことは，組織全体の目的につながるものであり，個々のスタッフが大切にしていることを脅かすものではないこと，もしくは，個々のスタッフの関心につながるものだということを，丁寧に説明しなくてはならない。さらに，指示したことは決して不可能ではなく，実行可能であることがわかるように示さねばならないということである。

◉方針転換に必要なプロセス

　このことで，思い出した出来事がある。以前，病院執行部で病院運営について大きな方針転換を決断したことがあった。私は看護部長あるいは副病院長として，新しい方針について，看護師長，副看護師長，影響を強く受ける部署のスタッフ，看護職員全体，診療科長・病棟医長など，さまざまな集団に対して，それぞれ会議や説明会を設け説明を行った。病院執行部からの一方的な命令として伝えるのではなく，ともにこの局面を乗り越える仲間としての関係を築きたいと願い，新たな方針を納得して受け入れてもらえることを目指した。各集団によって関心(大切にしていること，不安に思うこと，失うこと，得られること)が異なるので，事前にそれぞれの集団の関心をよく考えて準備する必要があり，説明会の場でも参加者の発言に耳を傾けながら，関心を知ろうと努力することが大切であった。そのうえで，大切にしていることは損なわれないこと，むしろ，より尊重できる可能性があること，あるいは影響を最小限にするための工夫を一緒にしたいと思っていることを丁寧に説明した。時間もエネルギーも必要であったが，このプロセスを時間をか

けて丁寧に進めたことで，転換を実現できたのだと思っている。

　バーナードは，働く人は皆，自ら意思決定する人間であり，課題が大きいときほど権限の受容には長いプロセスが必要だと述べた。バーナードはまた，道徳的なリーダーシップ（moral leadership）の重要性も強調していた[1]。人が何によって動くのか，その本質や現実を捉えていたからこそだろう。意思決定する「全人」「経営人」を動かすためには，管理者は高い道徳心に裏うちされたミッションをもち，組織目標としてわかりやすく伝え，一人ひとりのスタッフを尊重し誠実かつ丁寧に向き合い，個々の関心と結びつけ動機づけることが必要なのだ。

　バーナードの理論は，管理者にはミッションとスタッフのエンパワメントの両方が必要なことを示している。

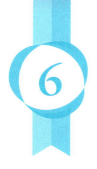

「責任・貢献・成果を欲する人間」

近代マネジメントの伝道師，ピーター・ドラッカー

　次に，ピーター・F・ドラッカー（1909-2005）を紹介したい。たくさんの著書や解説書があり，岩崎夏海の小説『もし高校野球の女子マネージャーがドラッカーの「マネジメント」を読んだら』[5]がベストセラーになり，アニメ化，映画化されるなど，ドラッカーブームが巻き起こっていたので，何らかの形でドラッカーの思想に触れた方も多いだろう。

　ドラッカーは晩年まで精力的に活動し，30冊以上を上梓し，事業部制，顧客の創造，知識労働者，ナレッジマネジメント，マーケティング，イノベーション，民営化，ベンチマーキング，コアコンピタンスなど，多くのマネジメントの概念を生み出し発展させた[2,6]。看護界にもなじみが深い「目標管理」を提唱したのもドラッカーである。ビジネス界に大きな影響を与え，多くのファンをもつ「経営思想家」であり，「経営学の父」「マネジメントの権威」「ビジネス・コンサルタントの創始者」など，さまざまに称される[6]。三谷は，マネジメントという概念を整理し普及させた「近代マネジメントの伝道師」と称している[2]。

　ドラッカーの教えはマネジメントから社会まで広範囲に及ぶが，今回は，ドラッカーの著書『マネジメント〔エッセンシャル版〕─基本と原則』[7]から，「人」の捉え方と「人」のマネジメントに関する部分を中心に紹介したい。この本は，ドラッカーがマネジメントの体系を集大成した大著『マネジメント─課題，責任，実践』（1974年）の抄録を翻訳し直したもので，それにドラッカーの最新のマネジメント論「マネジメントのパラダイム転換」〔『明日を支配する者』（1999年）および『チェンジ・リーダーの条件』（2000年）に収録〕の新訳が付章として収載されてお

り，ドラッカーのマネジメント論のエッセンスが濃縮された本である。

●ドラッカーの経歴

その前に，三谷の記述[2]や，知恵蔵2015[6]，ドラッカー学会のホームページ[8]を参考に，ドラッカーの経歴を簡単に紹介しよう。ドラッカーは，オーストリア・ウィーンで裕福なユダヤ系オーストリア人として生まれた。ギムナジウム(中高一貫校)卒業後は，ドイツの商社で働きながらハンブルグ大学法学部に入学した。その後，フランクフルトで証券会社に就職したが，世界恐慌による経営破綻で就職先が倒産し，新聞社の経済記者となった。学業のほうは，フランクフルト大学法学部に編入し，働きながら法学博士号を取得した。その頃，ドイツではナチスが台頭しつつあり，ドラッカーはヒトラーにも度々取材したという。ユダヤ系であり，ナチスへの批判的な論文も書いていたドラッカーは，ナチスが躍進するなかで身の危険を感じ，英国を経て米国に移住した。

米国でドイツ時代から構想を練っていた処女作『「経済人」の終わり』(1939年)を出版した。経済人モデルを基盤とした古典的経済学である「マルクス主義」や「ブルジョワ資本主義」に失望した国民がファシズムに魅力を感じ，暴走する過程を分析したもので，英国チャーチル首相から絶賛されたそうだ。その後，ドラッカーはバーモント州ベニントン大学教授として政治や経済，哲学を教えていたが，1943年にゼネラル・モーターズ社(GM)から組織分析を依頼されたことをきっかけに組織論やマネジメント理論への傾倒を深めた。GMでの1年半にわたる調査をまとめた著書『企業とは何か』(1946年)は，フォード社が再建の教科書とするなど，多くの企業の組織改革指南書となった。1949年，ドラッカーはニューヨーク大学大学院にマネジメント研究科を創設し，そこで20年以上教授を務め，1971年にはカリフォルニア州クレアモント大学院大学にマネジメント研究科を創設した。そこでも30年以上と長きにわたって教鞭をとり，95歳で逝去するまで精力的に講演や執筆活動を続け，日本にも度々訪れている。

マネジメントの役割

　では，ドラッカーがそもそも「マネジメント」をどう捉えているかを紹介しよう。ドラッカーは，「企業をはじめとするあらゆる組織が社会の機関である」と述べ，組織が存在するのは組織自体のためではなく，自らが機能を果たすことで，社会，コミュニティ，個人のニーズを満たすためだと述べている[7]。そして，組織の中核をなす機能がマネジメントであり，以下の3つの役割を果たすためにマネジメントが存在すると述べている。

❶自らの組織に特有の使命を果たす—組織特有の使命，目的を果たす
❷仕事を通じて，働く人たちを活かす— 一人ひとりの働き手に，生活の糧，社会的地位，コミュニティとの絆を提供し，自己実現の場をつくる
❸社会に貢献する—自らが社会に与える影響を処理するとともに，社会の問題解決に貢献する

　要するに，自施設あるいは自部署の「使命」を果たし（❶），社会に貢献すること（❸），そして，そのためにも，組織にとって最大の資産である「人」を活かすこと（❷）がマネジメントの重要な役割だと述べている。そして，3つの核となる役割に加えて，現在と未来，短期と長期を同時に見ながら，成果の小さな分野・縮小しつつある分野から成果が大きな分野・増大しつつある分野へ資源を割り当てることも，マネジメントの役割だと指摘している。

顧客と効用

　上記の第2の役割のように人を活かすためにも，第3の役割のように社会に貢献するためにも，まずは，第1の役割に挙げられているよう

に，自施設や自部署，あるいは私たちの職業である看護に特有の使命，すなわちミッションが何かを明らかにし，それを果たすために私たち看護管理者が存在しているという自覚をもつ必要がある。ドラッカーは，「使命」を知るためのヒントも著している。

　ドラッカーによると，企業は営利組織ではなく，利潤を動機とした活動は誤りである。確かに利益は，企業活動がうまくいっている証でもあるし，よりよい労働環境の提供や，予定外の事態への対応，社会貢献活動の原資として不可欠である。しかし，企業の目的はあくまでも社会にあり，利益はそのための条件だと位置づけなければならない。ドラッカーは，企業の目的は「顧客を創造すること」だと述べている。そして，大切なのは，顧客はモノやサービスではなく，それらが提供する「効用」を求めていると認識することである。

　わかりやすいよう，例を使って説明しよう。人は「本」を買うとき，「本」そのものではなく，そこから仕事に役立つ知識を得ることだったり，小説が描く世界に浸って楽しむことだったり，おしゃれな装丁の本を書棚に飾って満足することだったり，お気に入りの作家の本を全巻そろえるという達成感を味わうことだったりと，本がその人にもたらす「効用」に対価を支払っているとみなすことができる。

　1998年に放送されたテレビドラマ「タブロイド」（脚本：井上由美子，制作著作：フジテレビ，制作協力：夕刊フジ）の一場面を紹介しよう。夕刊紙（いわゆるタブロイド紙）の編集局長（佐藤浩市）が大手新聞社社会部から異動してきた女性記者（常盤貴子）に，「俺たちのライバルは大手一般紙ではなく，駅の売店で同じ値段で売られている缶コーヒーだ。缶コーヒーの代わりにこれを買おうと思わせなければならない。まずは売れる記事を書け」と説く場面があった。つまり，仕事を終えたサラリーマンが帰途で，頑張った自分へのご褒美として一息入れること。それが，夕刊紙の効用だと説いたのである。

　管理者には，自分たちの顧客は誰なのかを確認し，その顧客が求めている「効用」を見いだして，効用を提供する方向に部下の力を向かわせ

ることが求められる。

　ちなみに，ドラッカーは，顧客を創造するための組織機能は「マーケティング」と「イノベーション」の2つだけだと述べている。「マーケティング」は，顧客のニーズを理解し，製品・サービスを顧客に合わせることである。一方，「イノベーション」は，顧客により便利，より快適，よりタイムリーといった，新しい満足を生み出すことである。

　考えてみれば，患者のニーズを理解して個別的な計画を立てたり，潜在的なニーズを捉えて対処したりすることは，私たち看護師の本分である。例えば看護師は，患者の望みは病気を治すこと自体ではなく，病気を治すことは手段で，苦痛がなくなりもとの生活に戻れることが本当の望みだと知っている。だから，看護師は病気を治せないときでも，患者の苦痛を緩和し，患者が望む生活に近づけるための介入をする。私たち看護管理者こそ，顧客である患者や家族が求める「効用」に気づき，自施設の経営方針やハード・ソフトの設計など重要な決定に積極的にかかわらなければならないのではないだろうか。

仕事と人間

　マネジメントの第2の役割について，ドラッカーは，「生産的な仕事を通じて，働く人たちに成果を上げさせること」だと述べている。働く人が満足しても，仕事が生産的でなければ失敗であり，逆に，仕事が生産的でも，人がいきいきと働けなければ失敗だという。この点はバーナードが「有効性」と「能率」の両方を求めたことと類似している。仕事の生産性を上げるために必要なことと，人がいきいきと働くために必要なことは異なる。しかし，管理者は，「生産性」と「働く人の満足」の両方の実現を目指さねばならず，そのために「仕事」と「働くこと」の両方を理解しなければならない。

　別のものではあるが，「仕事の生産性」は，働く人の満足に影響するため，ドラッカーは，自己実現の第一歩は，仕事を生産的なものにする

ことだと述べている。そのためドラッカーは、「科学的管理法」は決して自己実現と矛盾するものではなく、補い合うものだと述べている。管理者は仕事の生産性を高めるために、①仕事に必要な作業と手順を明らかにすること(分析)、②個々の作業を集団による全体の仕事プロセスに統合すること(総合)、③そのプロセスのなかにフィードバックなど質を維持するための管理の手段を組み込むこと(管理)を行い、道具も整えなければならない。

　一方、「働くこと」について、ドラッカーは、①生理的次元(身体的・精神的に疲労する)、②心理的次元(負担でもあるが自己実現でもある)、③社会的次元(社会と結びつく)、④経済的次元(生計の手段)、⑤政治的次元(権力関係を伴う)の5つの次元があり、これらすべてに留意しながら解決や調整の方法を見いださなければならないと述べている。バーナードやサイモンと同様、ドラッカーも、働く人はさまざまな動機を同時に併せもつ存在だと捉えていることがわかる。

　では、「働くこと」をどうマネジメントすればよいのか。

　ドラッカーは、日本企業も含めて成功した企業では、働くことのマネジメントの基礎として「責任」の組織化を行っていることを見いだした。働く人がやりがいを感じるためには、仕事に責任をもたせる必要がある。そのために、①分析、総合、管理がなされた「生産的な仕事」を任せること、②自己管理できるよう、成果に関するフィードバック情報を得られるようにすること、③継続学習ができるよう、マネジメントすることが欠かせないのだという。

　「人こそ最大の資産」だといわれるが、実際には、あらゆる資源のなかでも「人」が最も活用されておらず、その潜在能力も開発されていないと、ドラッカーは指摘している。管理者の大切な仕事は、組織の大切な資産であり、可能性を秘めた「人」の能力を最大限に発揮させ、組織に活かすと同時に、本人たちに仕事を通じて得られる幸せを提供することである。ドラッカーは、当たり前のことに見えるが、以下を実行することが組織の業績を上げると述べている。

❶仕事と職場に成果と責任を組み込む
❷ともに働く人たちを活かすべきものとして捉える
❸強みが成果に結びつくように人を配置する

　スタッフがもつ力を信じ，成果を求め，責任を与えたうえで，力が発揮できるようエンパワメントすること。これが「生産性」と「働く人の満足」の両方の実現につながる。

目標とセルフコントロールによる管理

　第1部でも触れたが，「目標管理」，すなわち「目標とセルフコントロールによる管理（management by objectives and self-control）」は，「人」の能力を最大限に発揮させ，組織に活かすための方法として生まれた。これは，一人ひとりが責任をもって自身や自部署の目標を設定し，その目標を達成するために自らの仕事ぶりを管理する方法である。上司が部下に目標を示し，部下が達成できたかをチェックするというような，目標やノルマを管理する方法論ではないので，くれぐれも注意していただきたい。大切なのは，組織全体の目標から自部署があげるべき成果を明らかにして目標に組み込むことと，自らの仕事ぶりを自己管理できるよう，必要な情報が得られ，目標に照らして自らの仕事ぶりとその成果を評価できるようにすることの2つである。自己管理できることで，最善を尽くそうとするモチベーションがもたらされるとしている。

　ドラッカーは，「哲学という言葉を安易に使いたくはない。しかし，自己管理による目標管理こそ，マネジメントの哲学たるべきものである」と述べている。自己管理による目標管理は，「人間というものが責任，貢献，成果を欲する存在である」ことを前提としている。目標管理は「人と仕事を結びつける方法」であり，そこでは人は，自ら目標を設定し，責任をもって自己管理しながら，組織の成果に結びつく活動に取り組み，組織に貢献する存在なのである。

責任と真摯さ

　最後に，ドラッカーが管理者(マネジャー)について書いていることを紹介しよう。ドラッカーは，管理者は「組織の成果に責任をもつ者」だと定義し，管理者を見分ける基準は，命令する「権限」ではなく，「貢献する責任」だと述べている。そして，管理者に必要な根本的な資質は「真摯さ」であると述べている。一流の仕事を自他に要求し，基準を高く定めて，それを守ることを望むこと。何が正しいかだけを考えること。誰が正しいかを考えたり，真摯さより知的な能力を評価したりしないこと。管理者の仕事の多くは学ぶことができるが，初めから身に付けていなければならない唯一の資質が「真摯さ」だという。

　「権限」と「知的能力」を道具とするのではなく，常に「責任」と「真摯さ」をもって，仕事に向き合いたいと思う。

　このようにドラッカーは，バーナードより色濃く，ミッションとエンパワメントの重要性を指摘している。共に働く人々をエンパワメントして，組織のミッションを果たすことが管理者の役割だと明確に示している。

「価値・知識を創造する人間」

　「意思決定する人間」や「責任・貢献・成果を欲する人間」という人間観に立つ管理者は，「合理的経済人モデル」や「社会的感情人モデル」を前提とする管理者と比べて，スタッフの力を信じ，スタッフの主体性を尊重しようとするだろう。例えば，スタッフに組織の目標を説明し，その目標達成に貢献するような目標を自ら立て，その達成手段を考えるよう働きかけるのではないだろうか。そして，必要な資源や支援を提供することや，目標を達成したときには貢献に見合う報酬を与えることを保証したうえで，スタッフに，責任をもって取り組み成果をあげるよう激励するだろう。ひとたび部下が計画に着手すれば，適宜進捗状況を確認し，フィードバックを提供して，部下が自己管理ができるようにするだろう。ワンシーンでは描ききれていないが，図2-3（→ p45），2-4（→ p46）の上司はこの管理者像をイメージしている。

　最後に，図2-5（→ p46）の上司が前提としている人間観を紹介したい。それは，人は，他者や集団との相互作用を通じて，新しい価値や知識を創造できる存在だという認識である。比較的新しい人間観だが，社会学者や哲学者，教育学者，心理学者，もちろん経営学者まで，さまざまな領域の研究者がこの人間観を採用してきている。共通するキーワードは，暗黙知・実践知，現場，相互作用，共有化，学習する組織，自己組織化などである。ここでは，内山研一の「ソフトシステムズ方法論」と，野中郁次郎らの「組織的知識創造理論」を紹介したい。2人とも現役の日本人研究者であり，これらのアプローチは，私たち日本人の文化にとても合っているように思う。

アクションリサーチとソフトシステムズ方法論

　私が大学院生だった 2000 年前後は,「臨床の知」[9]が注目され,「アクションリサーチ」といった新しい課題解決の方法論が関心をよんでいた。アクションリサーチを提唱したのは,「場」の理論で有名なクルト・レヴィンである[10]。レヴィンは, 人間は個人の特性だけでなく, その人が置かれた「場」の影響を受けて行動するため, 出来事が起きている「場」を全体として捉えて研究するべきだと述べた。そして,「場」のなかで行為し研究するのがアクションリサーチである。

　内山は『看護管理』誌の連載[11, 12]で, アクションリサーチは「研究者が問題状況にいる人々とともに協働して, 研究者自身がある役割を担って状況そのものにかかわることによって, 現場を変えていこうとするもの」であると述べ, 学術的にアクションリサーチを行う方法として,「ソフトシステムズ方法論」を紹介している。

　「ソフト」というからには, 対する概念として「ハード」がある。「ソフト」を理解するために, まず「ハード」から説明しよう。

　内山は, ハードシステムズ方法論は,「問題は何か(what)」が与えられたうえで, その問題の効率的・効果的な解決のために「どうするのか(how)」に焦点を当てる考え方だとしている[12]。つまり, 達成すべき目標は定まっており, その目標を効率的に達成するための方法を取捨選択するというアプローチが, ハードシステムズ方法論である。図 2-3（→ p45）の上司はこのスタイルに該当する。

　これに対してソフトシステムズ方法論は,「いかに行うか(how)」とともに「何を行うか(what)」にも焦点を当て,「問題がどう見えるかを問題の一部として扱う方法論」である[12]。ここでは, 何が問題なのか, まだ明確に定まっているわけではない。当事者たちは問題があることは感じているが, 人によってその問題の見方・感じ方は異なっている状態である。そのため, 当事者たちが「何を問題とするか」の合意形成を図るところから始める必要がある。しかし, この合意形成の作業こそが大

切なのである。

　というのも,人は「これが問題だ」と一方的に説明されても,心底納得するとは限らないからである。そこで,ソフトシステムズ方法論では,一人ひとりが自分の「思い入れ」を表現し,互いの違いを尊重しながら本音で語り合い,学び合い,自分の思い入れのモデルを少しずつ調整し,かかわる人々の間で共有できる1つの思い入れのモデルへと集約させていく。このプロセスは「アコモデーション(accommodation：同居する)」と呼ばれる[2]。

　個人主義の伝統が強い西洋人にとっては,アコモデーションには「自分の世界観を曲げた」という苦痛や,「譲歩した」という後悔の念が伴うことが多いそうだが,伝統的に和を尊ぶ日本人は,アコモデーションができたときに喜びを感じる特性がある。

　ソフトシステムズ方法論では,アコモデーションができたら,現実と比較しながら,問題を解決するためのアクションプランを具体的に考えていく。

研究者としてかかわった事例

　文献や研修でアクションリサーチやソフトシステムズ方法論を学んだ私は,現場で当事者たちが相互作用のなかで目標を描き出し,アクションプランを考え,現場を変えていくというアプローチに魅力と可能性を感じていた。ちょうどその頃,佐賀県のある病院の看護部長から「力を貸してほしい」と声をかけていただいた。

　そこで,まずその病院の看護職員・介護職員への面接調査や質問紙調査を行ったうえで,6～7名の看護・介護混成グループを7つつくり,グループワークを行った。それぞれのグループでは,一人ひとりが「患者がこうなるといいと思う」「こんなことができたらいい」といった「夢」を語り,それを共有可能な具体的な目標に転換する作業を行った。その後,その共有した夢(目標)に照らしながら,現在の活動の実際

を確認し，活動をどう変えると夢に近づくかを考え，最後に新しい活動についての各職員の役割の確認を行った。

　私もファシリテーターとしてその作業に参加したが，言語化が苦手な職員も含めて皆が本音を語れるよう支援することや，愚痴や現実離れした夢物語にならないよう，「患者にとってどうか」「患者にどうなってほしいか」を軸に考えることに留意した。

　この経験が職員たちにどのような効果があったのか知りたかったので，グループワークの後しばらくしてから，質問紙調査を再度実施し，前年度の結果と比較した。その結果，グループワークで看護職員と介護職員が一緒に目標や方策を明確化する作業を行うことで，参加者の組織風土の認識や仕事への態度がよい方向へ変化する可能性が示唆された（表2-2）。

目標管理に命を吹き込むもの

　東大病院の副看護部長になって2，3年経過した頃，目標管理に何ら

表2-2　グループワーク実施後の質問紙調査の結果（前年度からの有意な変化）

●グループワーク参加者

【看護師】
・「職員間の相互支援」「自由裁量の発揮」「活発な意見表明」が上昇
・「看護職-介護職間の不調和」が低下

【准看護師】
　「職員間の相互支援」「日常生活援助の充実への努力」が上昇

【介護職員】
　「仕事の有意味感」「職員間の意見交換」「仕事・学習への自己投入」が上昇

●グループワーク非参加者

【看護師】
　「患者尊重の組織風土」が上昇

【介護職員】
　「日常生活援助の充実への努力」が低下

かの形でソフトシステムズ方法論を取り入れたいと思うようになった。

　当時，看護部の目標は，看護部長と副看護部長で構成される看護部管理室でディスカッションを繰り返して大筋を定めていた。病院の方針はもちろん考慮するが，基本的には自主的に目標を設定し，数値目標も定めていた。分析とディスカッションを経るため，看護部管理室のメンバーは背景や意義を含めて目標を共通理解しており，目標に強くコミットしていた。

　それに対して，看護師長たちは必ずしもそういう状況にはなかった。看護部の目標を踏まえて自部署の目標を立て，1年間取り組むが，ようやく達成したときには，次年度の新しい看護部目標が提示される。新しい看護部目標に向けて努力し，1年後に達成したら，またすぐ次の看護部目標が提示される。この繰り返しで，しかも年々課題が増えていくなかで，看護師長たちが消耗し疲弊していくのではないかと心配になったのである。

　確かに目標管理は有効な管理方法だが，私たち専門職には，単年度の目標を超えて自分を突き動かすもっと大きな動機が必要だと考えた。目標管理では，目標にはない成果や創造的な新たな取り組みがもたらされにくいことも不満であった。

　もちろん，正しく「目標とセルフコントロールによる管理」を展開できるよう，看護師長と徹底的な話し合いを行い，看護師長の思いを聞き，看護師長が自主的に目標を設定し取り組めるよう支援すれば，私が感じていた問題はある程度解決できたかもしれない。それでも，そもそも何を課題として，何を目指すかといった「目標」自体を，看護師長とスタッフが一緒に考えることができたら，しかも，それが自分の夢や理想の実現に近づく目標であったら，看護師長と私が1対1で話し合って合意した目標より，ずっと魅力的で，スタッフも看護師長も楽しくいきいきと取り組めるのではないだろうか。何より目標を立てる作業自体が楽しく，チームの醸成につながるに違いない。佐賀での体験を思い出し，そのように考えた。

そこで，上位目標に沿って自部署の目標を考えるというそれまでの方法を変えて，「生命力を引き出す看護」というテーマ（私たちが目指す看護）を示し，各部署で自分たちの「生命力を引き出す看護」とは何かを話し合い，目標を考えてもらった。各部署で熱心な話し合いが行われ，スタッフから「楽しかった」という感想が聞かれた。それまで，看護部管理室が立てた目標になんとか合わせながら目標を立てていた，手術部や外来，集中治療室（ICU），新生児集中治療室（NICU）からは，その部署の看護とは何かを教えてくれるような目標が出された。もちろん一般病棟でもそれぞれの特性に応じたユニークな目標が立てられた。

組織的知識創造とは

　最後に，野中らの「組織的知識創造理論」を簡単に紹介したい。野中らは複数の企業でフィールドワークを行い，成功した組織は，暗黙知から形式知へ，形式知から暗黙知へと，知識の保有レベルを個人からグループ，組織へと高めながら「知識変換」を促す仕組みを有しており，個人が暗黙知の獲得や表出，移転に自発的にかかわっていることを明らかにした。

　野中らは，「組織は個人を抜きにして知識を創りだすことはできない」ため，「組織の役割は創造性豊かな個人を助け，知識創造のためのよりよい条件を創りだすこと」であり，「組織的知識創造は，個人によって創り出される知識を組織的に増幅し，対話，討論，経験の共有，あるいは互いの観察をつうじてグループレベルで形式知に結晶化させるプロセス」だと述べている[13]。

　そして，知識変換には4つのモード，すなわち①個人の暗黙知からグループの暗黙知を創造する「共同化」，②暗黙知から形式知を創造する「表出化」，③個別の形式知から体系的な形式知を創造する「連結化」，④形式知から暗黙知を創造する「内面化」があり，特に「表出化」が知識創造の鍵を握ると指摘している[13]。

組織やチームを活性化するためには，まずは一人ひとりが集団のなかで自分の「思い」や「暗黙知」を表出する機会をつくることが大切となる。前述した佐賀県の病院では「患者にとってどうか」，東大病院では「生命力を引き出す看護」というキーワードを提示したように，メンバーそれぞれが自分の経験や思いを語ることができるテーマを示して話す場をつくってみてはどうだろうか。しかし，個人の暗黙知を言語化することはとても難しい。整った表面的な言葉よりも，比喩や類似を用いながらでよいので，心から思っていることを語るよう励まし，話しやすい雰囲気を整えることが大切である。そして，表出された経験やそこでの思いは大切にしながら，グループで対話を通じてふくらませていけるとよい。
　スタッフ一人ひとりの経験や暗黙知は，新しい価値や知識の源泉になると認識することが，対話によりそれらを共有し，グループレベルで活かすことにつながる。

　このように，内山や野中らは働く人々について，単に個人をエンパワメントする対象として捉えるのではなく，グループとして相互作用するなかで新しい価値や知識を創造できる存在だと捉えた。
　組織が全体として変わっていく，発展していくことが組織に大きな価値をもたらすことを指摘し，そのダイナミクスをもたらすために，メンバーがミッションを共有したうえで対話することが重要だと述べている。

8 共鳴を呼ぶ語り

これからの人間観——多様性・多面性と自己決定の尊重

　第2部では，近代からポストモダン，そしてその後へと社会が推移していくなかで「人」という存在の捉え方が変化し，働く人自身の価値観も変わり，その結果，「人」への影響の与え方でもあるマネジメント理論も変遷していることを紹介した。

　ポストモダンの延長，あるいは次のステージに入っている今，世界で支配的な価値観や人間観はどのようなものなのだろうか。1970年代に右肩上がりに成長する時代が終わり，科学の進歩は決して万能ではなく，人類に幸福だけをもたらすわけではないことを知った人々が，物質的な豊かさだけでなく精神的な豊かさや倫理性を求めるようになった流れは，今も続いていると感じる。環境や生態，ローカルで固有なものを大切に守ろうという意識が高まったこと，マイノリティも含めて人々の多様性・多面性の存在とその価値に気づいたこと，そして自由意思と自己決定を当然の権利として尊重するようになったことは確かだろう。

　グローバリズムが進行する一方で思想の対立がより深刻になっている最近の国際情勢を見ると，多様性の容認や自己決定の尊重がどこまで世界で共有されている価値観なのか疑わしく思うこともある。不寛容社会と言われることもある。しかし，人は多様であることに価値があり，それぞれ多面性をもっていること，自由意思による自己決定が尊重されるべきであることは，今，広く共有されている価値観だろう。だから，公の場で「女性は結婚して子どもを産んだほうがよい」「同性愛は異常だ」などと発言した政治家は，本人の固有の価値観の是非というより，他者の多様性や自己決定の尊重を脅かしたことについてバッシングを受ける

のだろう。

ますます重要になる「語り」の力

　このことは，今の時代の看護管理者は，部下である看護師は多様であること，自分とは異なる看護観や仕事観，人生観をもっていることを，前提として受け入れなければならないことを意味する。その境地に達したほうが，自分には理解できない言動をするスタッフに接しても，いちいち立腹したり絶望したりすることなく，共有できる部分や組織に活かせる部分を冷静に探すことができるというメリットもある。

　しかし，画一的な価値観をもつ集団を命令で動かすことに比べて，多様性と多面性を認め，自己決定を尊重しながら，スタッフをまとめ動かすことは，困難な所業である。そのとき鍵となるのは，価値観を共有できる可能性を信じて，スタッフに語りかけることではないだろうか。

　私が18，19歳の学生だった頃，スーパーなどの店頭で商品の試食・試飲を勧めるアルバイトをしていた。都合のよい日を選んで，単独でさまざまな店舗へ派遣されるのだが，1日か2日限りの人間関係のなかで，基本的には一人で行う気楽な仕事であった。日によって紹介する商品が違うので，商品知識の蓄積もなく，アルバイト代目当ての単純労働者であった。

　そんな私をハッとさせたのは，ある派遣会社のオリエンテーションでの一言であった。担当者が「あなたは，お客様にとってはお店の人，お店の人にとってはメーカーの人，メーカーの人から見ればうち（派遣会社）の人なんです」と言った。「そのことを理解して行動するように」という説明が，マニュアルに書かれていた髪型，服装，挨拶，休憩の仕方などの多くの決まりごとを結びつけてくれた。「試食・試飲をさせるアルバイト」ではなく，「商品を体験させ紹介するアルバイト」なのであり，「メーカーの印象や店の印象を損なわない（できればよくする）」ことも仕事なのだと理解できた。そして取り決めにないことでも，その場

面でどう行動するべきか考える指針を得ることができた。

　もちろん，仕事を進めるうえでの細やかな取り決めを学ぶことは初期には不可欠で，仕事をするためには「理念はいいから，具体的にどうするのかを教えてくれ！」という心境になることは理解している。しかし，取り決めだけを学んでいても，それらの背景にあるものを見いだせるとは限らない。断片的に見えることがらを結びつけ，意味と一貫性をもたらすのは，理念や使命，役割や機能を語る先輩の「語り」なのだと思う。

仕事（ミッション）の「語り」

　検察官の仕事を描いたテレビドラマ「HERO 2014」（脚本：福田靖，制作著作：フジテレビ）から，仕事の語りを紹介したい。第5話に，松重豊演じる川尻城西支部部長検事が，社会科見学に来た小学生相手に検事の仕事を説明するシーンがある。詳しくはDVDなどで観ていただきたいが，ここでの印象深い「語り」を紹介したい（表2-3）。

　川尻部長はまず，検事という職業の機能は何か（被疑者を裁判にかけるかどうかを決める）を述べ，そのために検事は日々何を業務として行っているか（話を聞く）と，その業務を通じて何をしているのか（話を聞くことで何が真実か，何が嘘かを見極める）を説明する。そして最後に，検事という職業が社会にもたらしている価値は何か（確かな正義が存在する世の中に近づける）を伝えるのである。

　管理職に就いて以来，取り調べから遠ざかっていた川尻部長は，久しぶりに取り調べを担当したがうまくいかず，自分のやり方は時代遅れなのかと自信を失いかけていた。しかし，子どもたちに仕事を語りながら，検事のミッションを思い出し，信念を取り戻していく。その様子が，松重豊の演技力もあり，画面からビンビンと伝わってくる。そして，説明を聞いた小学生が競って質問の挙手をする活気，それぞれの部屋で聞いていた部下たち（城西支部ではなぜか話は筒抜けなのである）の

表2-3 仕事（ミッション）の語り

川尻部長の語り（ドラマから抜粋）	語りのテーマ
検事は被疑者を裁判にかけるかどうかを決める唯一の職業です。だから，その責任は非常に重大です。	この職業の機能は何か
被疑者の起訴，不起訴を判断するためにわれわれは事件の捜査をします。捜査といっても警察のそれとは違います。 （中略）われわれの捜査とはどういうものなのか？ それは話を聞くことです。警察に逮捕された被疑者から話を聞く。事件の被害者から話を聞く。目撃者から，関係者から話を聞く。	主な業務は何か
とにかく話を聞くことによって，何が真実か，何が嘘なのかを見極めていくんです。	その業務が意図することは何か
そうやって，犯罪者が正当な罰を受ける世の中，確かな正義が存在する世の中に近づけていくこと。それが検察の仕事なんです。	この職業が社会にもたらす価値は何か

清々しく誇らしげな表情から，川尻部長のメッセージが周囲の人々に確かに届いたこと，特に部下の使命感に共鳴をもたらし，やる気に静かに火をつけたことが伝わってくる。

看護の仕事，管理の仕事の「語り」

　看護管理者としては，川尻部長のように，看護ってこういう仕事だ，看護管理ってこういう仕事だと力強く語れるようになりたいものだと思う。ただ，看護の機能も看護管理の機能も1つに集約することは難しく，日々の業務もあまりに多様なので，語るためには，自分なりに考えを整理してまとめる時間が必要である。

　特に，その多様な業務を通じて，患者やスタッフ，そして社会に何をもたらしているのか，それらを考え整理することは本当に難しい。実は，東大病院で教育担当副看護部長の任にあったとき，中堅看護師対象研修で「自分が患者に対して提供している価値は何か」を考え，書いて

もらうワークを取り入れたことがあった。質問の仕方もよくなかったのか，この課題は難解だったらしく，受講生は皆，苦戦していた。「患者の前ではいつも笑顔でいる」「元気に挨拶をしている」といった答えが多く，看護固有の機能や役割を書いた看護師はほとんどいなかった。最近，認定看護管理者教育課程ファーストレベル研修で，この課題に再挑戦している。進め方を変えて，川尻部長の語りを例に示し，グループで時間をかけて対話しながら，看護の機能は何か，主な業務は何で，それは何を意図して行っているのか，看護が提供している価値は何かを順に言語化し，「看護の語り」を完成させていくようにした。発表の際は，語る相手を具体的にイメージしたうえで，本気で語りかけてもらうようにしているのだが，なかには，会場が感動で包まれ，目頭が熱くなるような素晴らしい語りが生まれることがある。個人で，あるいは，グループで，ぜひ「看護の語り」に挑戦してみてほしい。

●看護の仕事，看護の役割

　私にとっては，非医療系の学生に「看護の仕事・看護の役割」を紹介する講義をしたり原稿を執筆したり[14]する機会があったこと，そして，看護部長選考に際して「抱負」を書いたことが，看護の仕事と看護管理の仕事を自分なりに整理するよい機会となった。書くことは時間がかかるが，考えをまとめる効果的な方法だと思う。ぜひ，自分の考えを書いてみることをお勧めしたい。

　参考までに，看護部長選考のために書いた「抱負」の一部を原文のまま掲載する（表2-4）。読み返してみると，整理が不十分なところはあるが，患者へ，職員へ，病院へ，社会へと，それぞれに対して果たすべき役割の認識は基本的に今も変わっていない。

　私のことを知る人からは「いつも同じことを言っている」「また同じことを書いている」と指摘されそうだが，「時と場合によって言うことが違う」と言われるより，ずっといいことではないだろうか。むしろ，「また同じことを言っている」と思わせるほど同じメッセージを繰り返

表 2-4　看護部長選考のために提出した「抱負」

> 　私は，看護の役割は，1）患者と医療者の信頼関係を構築し，患者の参加を促し，患者の権利を擁護しながら，患者の意思を尊重した医療が提供されるよう調整すること，2）患者の生命維持活動や生活行動，環境を整えることで，患者の消耗を最小限にし，合併症を予防し，患者の身体と心がもつ力を最大限引き出すこと，そして，3）確かな知識・技術・判断に基づき，患者に安全かつ効果的な治療・検査・ケアが提供されるようにすることだと考えております。
> 　病院職員の多くを占める看護職員の姿勢は，病院経営にも大きな影響を及ぼします。看護職員が誇りと喜びをもって看護の役割を果たし，病院がその使命を果たせるよう，看護部を運営していきたいと思います。
> 　特に，新しい治療・検査・診断方法を開発し，人々の健康に資することは創立以来の貴院の重大な使命であり，看護部として臨床研究をどう支援するかは重要な課題だと思います。既に取り組みが始まっているとうかがっておりますが，臨床研究が円滑かつ適切に行われるよう支援するための専門的な知識・技術を有する看護職員を育成していきたいと思います。
> 　そして，看護に期待される本質的な役割として，看護の力で患者アウトカムに違いをもたらすことに力を注ぎたいと思います。貴院は日頃から質の高い看護ケアで合併症を予防し，高い臨床成績に貢献しているとうかがっております。引き続き，看護職員が看護のもつ力と責任の大きさを感じながら，よりよい看護ケアを探索し提供する体制づくり，風土づくりを推し進めたいと思います。
> 　最新の研究成果を定期的に確認する仕組みをつくり，その知見を臨床に導入する際の安全と倫理的問題を検討する体制をつくることで，研究成果の臨床への還元を促進したいと思います。同時に，個々の看護ケアを振り返り共有する機会を増やし，研究としてまとめ公表することを奨励し，また，研究所や大学院，企業と連携して新しい看護技術や看護用具の開発に取り組むことで，臨床看護と看護学の発展に寄与したいと願っております。
> 　また，医療チームとしてより高い患者アウトカムを出せるよう，看護職員が各職種の役割と機能を理解し，各職種が専門性を発揮できる関係づくりを進めたいと思います。
> 　質の高い看護を提供し続けるために，優秀な看護職員を確保し定着させることは，看護部の責任者として重要な課題だと考えております。貴院のもつ素晴らしい環境や誇れる歴史など病院への愛着を育み，看護および教育体制の充実，職場環境の改善を図り，東京大学の優れた福利厚生制度や人事評価制度を活用しながら，看護職員のキャリア発達および職業生活を支えたいと思います。
> 　そして，患者や地域，国民の期待に応え続けるために，これから病院がどのような使命を担い，どのような価値を創造していくかを，看護部も一緒に考え，病院経営に貢献したいと思います。

し伝えることができたなら，「伝える」という意味では大成功なのかもしれない。

　看護部長時代，月3回のペースで看護師長たちと1時間の学習会を行っていた。看護管理基準と看護基準の草案や，東大病院と合同開発し

た看護管理者のコンピテンシー[15]を読み合わせ，それぞれの考えや実践例を互いに紹介し合ってきた。その際は，看護師長たちの語りを聞きながら，私自身の考えも語るようにしていた。語り合うなかで共通理解や価値観の共鳴が生まれることが，多様性と多面性，そして自己決定を尊重するこれからの時代の看護管理の鍵になると思ったからである。

9 まとめ

　第2部では，人間観の変遷とともに推移してきたマネジメント理論をいくつか紹介した。経済的報酬を求める人に対して，能力を効果的・効率的に発揮させる画期的なマネジメント方法として「科学的管理法」が生まれたこと。そして，科学的管理法を検証する一連の研究のなかで，人は経済的な動機だけでなく，社会的な動機をもち，感情に左右されることに気づき，モチベーションを重視するマネジメント理論が生まれたこと。さらに，組織というシステムのなかで，さまざまな動機を調整しながら意思決定をしている人という存在を理解し，組織と個人の調和を重視するマネジメント理論が提唱されたことを紹介した。新しい理論は古い理論を否定しているわけではなく，人の多面性や複雑さに気づき，人をより深く理解したことで人を動かす方法も変化したといえる。

　ドラッカーは，組織は社会に貢献するために存在しているのだということを強調し，マネジメントには，仕事を通じて働く人にやりがいを与え，幸せにする責任があると指摘した。働く人がやりがいを感じながら，顧客や社会のための組織活動に参加できるようにすることは管理者の役割であり責任なのである。すなわち，管理者にはスタッフをエンパワメントしながらともに組織のミッションを果たし，社会に貢献する責任がある。

　最近では，人は暗黙知を有しており，人と人の対話というグループ内の相互作用から新たな価値や知識が創造できることが注目されている。人の多面性はもちろん，人の多様性を認め，多様性に価値を見いだし，多様性を活かしていくマネジメントが求められるようになった。

　このように今の管理者は，多様性・多面性をもつ部下の自己決定を尊重しながら，組織と部下の両方の目的にこたえることが求められる。経

済的報酬や命令によるパワーで人を動かしていた時代よりもずっと大変である。だからこそ，組織のミッションや自分たちの役割など，仕事について語ることが大切になる。共鳴を呼ぶ語りが，スタッフと目的を共有し協働意欲を引き出すことにも，スタッフが仕事に主体的に責任をもってかかわり，やりがいを得ることにもつながり，さらに，対話を通じて新しい価値や知識を創造することにもつながっていくからである。

　また，第2部では，このように人間観と理論が呼応して変遷していることを知ることで，顧客だけでなく，働く人も，管理者も社会の一員であり，その時代の社会背景や社会思想の影響を受けていることを自覚することができる。私は，自己を相対化できるこの視点が，管理者が課題を見つけ紐解くための力になると思っている。

引用文献

1) 喬晋建：経営学の開拓者たち―その人物と思想．pp1-23，日本評論社，2011
2) 三谷宏治：経営戦略全史．pp26-36，ディスカヴァー・トゥエンティワン，2013
3) フレデリック・W・テイラー（著），有賀裕子（訳）：新訳　科学的管理法．ダイヤモンド社，2009
4) チェスター・I・バーナード（著），山本安次郎，他（訳）：新訳　経営者の役割．p171，ダイヤモンド社，1968
5) 岩崎夏海：もし高校野球の女子マネージャーがドラッカーの『マネジメント』を読んだら．ダイヤモンド社，2009
6) コトバンク：知恵蔵2015「ピーター・ドラッカー」．https://kotobank.jp/dictionary/chiezo/（2016年7月11日アクセス）
7) ピーター・F・ドラッカー（著），上田惇生（訳）：マネジメント〔エッセンシャル版〕―基本と原則．ダイヤモンド社，2001
8) ドラッカー学会：ドラッカー年譜．http://drucker-ws.org/aboutdrucker/record/（2016年7月11日アクセス）
9) 中村雄二郎：臨床の知とは何か．岩波書店，1992
10) クルト・レヴィン（著），猪股佐登留（訳）：社会科学における場の理論　増補版．誠信書房，1981
11) 内山研一：現場の学としてのアクションリサーチ―ソフトシステムズ方法論の理論と実際1．アクションリサーチとは何か①．看護管理10(4)：324-328，

2000
12) 内山研一：現場の学としてのアクションリサーチ—ソフトシステムズ方法論の理論と実際3．ソフトシステムズ方法論の考え方とプロセス①．看護管理10（6）：494-500，2000
13) 野中郁次郎，他（著），梅本勝博（訳）：知識創造企業．pp88-92，東洋経済新報社，1996
14) 武村雪絵：絶対に必要な看護学の基礎知識．大木桃代（編）：がん患者のこころに寄り添うために—サイコオンコロジーの基礎と実践—サイコロジスト編．pp118-122．真興交易医書出版部，2014
15) 武村雪絵：看護管理に活かすコンピテンシー—成果につながる「看護管理力」の開発．メヂカルフレンド社，2014

第3部

キャリアの発達

いきいきとしなやかに働く看護師へと
発達を支援する

1 キャリア発達を支援する

　松下電器産業の創業者であった松下幸之助氏は「事業は人なり」と述べ，「事業は人を中心として発展していくものであり，その成否は適切な人を得るかどうかにかかっている（中略）だからどこの会社でもいわゆる人づくりということを非常に大切なことと考え，人を求め，人を育て，人を生かすことにつとめる」[1]と述べた。「人を育て，人を生かす」とはスタッフに力をつけさせ，力を発揮させること，すなわち，エンパワメントすることを意味している。

組織のなかで人を育てる

　第2部では，組織のなかの「人」をどう捉えるかで，マネジメントの方法が変わることを紹介した。しかし，一人ひとりの看護師に注目すると，その人は成長し変化する存在である。第3部ではエンパワメントする対象である看護師の成長・発達に注目する。

　米国の心理学者，エドガー・シャインは，個人が人生において蓄積していく，職業に関連した一連の活動や経験，役割を「キャリア」と定義し，キャリアは生涯を通して発達していくものだとした[2]。シャインは，人は仕事だけに生きているわけではなく，家庭があり，個人としての要求をもっており，その要求はライフサイクルでの発達課題に応じて変化すると述べた。一方，組織には組織としての要求があり，組織と個人は相互作用により互いの要求を調和するプロセスが必要である。しかもこのプロセスは外部環境の変化の影響を受ける。このように，シャインはキャリアを非常に複雑で動的なプロセスとして捉えており，著書の

タイトルも『キャリア・ダイナミクス』としている。

看護管理者のキャリア発達支援

　看護管理者がスタッフに対して行う「キャリア発達（career development；『キャリア開発』とも訳される）」の支援を考えてみよう。学校や研修センターではない，職場だからこそできる支援とは何だろうか。それはやはり，仕事を通じて能力を開花させることや，能力を発揮させる機会を与えること，共通の目標にともに取り組み実現するという成功経験をさせることなど，仕事におけるエンパワメントを軸とした支援ではないだろうか。

　しかし，仕事を単なるタスクの付与ではなく，キャリア発達の支援もしくはエンパワメントの1つとして割り当てるには，その看護師本人の心構えはもちろん，看護管理者にも看護師のキャリア発達を支援するための基本的な知識と態度が求められる。基本的な態度を涵養するには，まず，一人ひとりの看護師は，この少子化時代に多くの職業から「看護」を選び，「この施設」を選んで就職してくれた貴重な存在であり，一度しかない人生の多くの時間を「仕事」に費やすのだということを改めて認識することから始めたい。このことを意識すると，一人ひとりの看護師の力をしっかりと引き出し，力を存分に発揮させることは，希望をもって就職してきた個々の看護師に対する責任であり，看護需要が高まっている社会に対する責任でもあると，身が引き締まる思いがしないだろうか。そのうえで，一人ひとりの看護師は自分と同様に，個別の目標をもち自分の人生・生活を生きているのだと認識すること，すなわち仕事がすべてではないと認識することや，一人ひとりが個別の能力を有しており，これからも成長し能力を開花させる可能性があると信じることが大切になる。

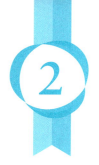

さまざまな熟達化

ドレイファスモデルで説明できないこと

 仕事における個人の発達は，熟達化(expertize；エキスパート化)として研究されてきた。何らかの仕事に熟達化した「熟達者(expert；エキスパート)」は，経験から獲得した実践知を用いながら，優れたパフォーマンスを発揮する。実践知のなかに言語化できない暗黙知が多く含まれることも熟達者の特徴である[3]。

 看護師の熟達化に関する研究といえば，やはりベナーの功績が大きいだろう[4]。ベナーはドレイファスらが提唱した熟達モデル[5]を用いて，課題の理解の仕方や意思決定の方法が5段階(初心者，新人，一人前，中堅，達人)を経て質的に変化することを示した。このモデルでは，熟達するにつれ，状況把握や対処方法の選択が迅速かつ柔軟に，自動的に行われるようになる。

 例えば，第4段階「中堅」になると，状況の判断に必要な要素が際立ち，それ以外の要素は背景に退いて目に入らなくなり，半ば自動的に問題に対処できる状態になる。つまり，状況を全体として直観的に捉え，コツ(暗黙知)をうまく使いながら対応できるようになる。患者のバイタルサインに明確な変化はなくても何か変だと感じることがあるのは，この段階に達しているからだといえる。

 第5段階「達人」になると，分析的思考には一切頼らず直観的に状況を把握し，適切な行動に結びつく状態になる。例えば，患者の容体が急変したときなど，勝手に体が動いて，気づいたら適切な初期対応を終えていたという状態がこの段階に該当するだろう。しかし，日常の看護場

面では，ほとんど思考することなく行動まで結びつくという第5段階の実践は少ないのではないだろうか。

　私が育成したいと思う看護師像，すなわち，キャリア発達を重ね成熟した看護師のイメージは，ドレイファスモデルの第5段階とは違う気がしてならなかった。

3 種類の熟達者

　「この考え方が糸口になるかもしれない！」と私が興奮したのは，認知心理学者である波多野と稲垣が熟達者を2種類に分けて説明していることを知ったときであった[6]。彼らは，熟達者には，技能の遂行の速さと正確さが際立って優れた「手際のよい熟達者（routine expert；ルーティン・エキスパート）」と，状況の変化に柔軟に対応して適切な解を導くことができる「適応的熟達者（adaptive expert）」があり，両者とも状況把握と対処方法の選択の迅速性や適切性，柔軟性，自動化が高まると指摘した。このように熟達者を分類することで，単に要領よく仕事をする看護師と，状況に応じて適切なケアを選択して提供する看護師を区別して熟達を考えることができる。

　さらに，熟達や実践知を研究している楠見は，熟達化の3つ目のタイプも指摘している[3]。

　楠見によると，最初の熟達化は，一人前における「定型的熟達化（routine expertise）」で，およそ3〜4年目で到達する[3]。

　次の熟達化は，中堅者における「適応的熟達化（adaptive expertise）」で，6〜10年くらいで到達できる[3]。適応的熟達者は文脈を超えて類似性を認識できるので，よく似た状況において，過去の経験や過去に獲得したスキルを柔軟に利用することができる[3]。

　楠見らはさらに，中堅者のうち，さらなる経験を重ねるなかで特別な実践知（特に暗黙知）を獲得した一部の者だけが到達できる段階として，熟達者における「創造的熟達化（creative expertise）」を挙げた[3]。暗黙

知を獲得し，状況の深い分析ができ，状況に応じて新たな手順やルール，技を創造できる領域に達した者は，達人あるいは名人（master；マスター）と呼ばれる[3]。

手際のよい熟達者（ルーティン・エキスパート）

　手際のよい熟達者（ルーティン・エキスパート）と他の熟達者を区別する考え方は，キャリア発達支援を考えるうえで役立ちそうである。しかし，「手際のよい熟達者」と「適応的熟達者」「創造的熟達者」との線引きは，「ルーティン」をどう捉えるかで変わってくる。

　実は，波多野らと楠見とでは，両者の分け方が異なっている。波多野らは，課題の複雑さで両者を区別した。タイピストや算段など定型的な作業を正確かつ迅速にできるようになった者を「手際のよい熟達者」とし，チェス，スポーツ，医学的診断など，より複雑な課題を適切かつ迅速，柔軟に対応できるようになった者を「適応的熟達者」としたのである。一方，楠見は，飲食店や販売のアルバイトが，次第に客の要望などイレギュラーなことにも柔軟に対処できるようになり，決まりきった仕事は手間を省きながら速く正確に行う方法を工夫するようになることを発見したうえで，彼女らを「手際のよい熟達者」に分類した[7,8]。タイピストや算段と比べると仕事の課題は複雑だが，単に手際よく日々起こる出来事に対処しているだけだというのがその理由である。

　単純作業をスピードアップしただけでなく，日常的に起こるイレギュラーな出来事に柔軟に対応し，工夫して時間を編み出しながら仕事をしている者も「手際のよい熟達者」に分類されるのならば，医療の現場を支えている頼もしい看護師たちの多くは「手際のよい熟達者」に過ぎないのだろうか。アルバイトと同列になってしまうのは，なんとなく悲しい。

　しかし，繰り返すが，「手際のよい熟達者」と「適応的熟達者」「創造的熟達者」の線引きは，「ルーティン」をどう捉えるかで変わってくる。

狭義のルーティン

「ルーティン」という言葉で，メジャーリーガーのイチロー選手やラグビーの五郎丸選手が試合で見せるお決まりのしぐさを思い出した方もいるだろう。『オックスフォード現代英英辞典第6版』(増進会出版社，2003)には，「ルーティン(routine)」の第一義は「定期的にものごとを行う際の通常の順序および方法」と書かれている。『岩波国語辞典第6版』(岩波書店，2000)では「日常の仕事などで，型どおりの決まりきったもの」とある。

『看護・医学事典第5版』(医学書院，1992)でも，ルーティンは，「一定の方式に従って行う一連の仕事」と定義されており，例として，「新しい入院患者に病棟でオリエンテーションをし，既往歴を聞き，身長・体重を測定するなどの仕事，あるいは新入院患者において主治医の特別の指示がなくても提出する臨床検査を，その病棟のそれぞれの場合のルーチンという」と書かれている。

一方，『社会学事典』(弘文堂)では，「機械的に処理してゆける日常の仕事をいい，さらにその手順を指すことから，『慣例』とも訳される」という定義に続いて，「ルーチンへの転落は，あらゆる職業に付きまとう陥穽とはいえ，現代では，特に，資本家に比して，労働者に顕著に認められる」と書かれている。転落，陥穽といった言葉で，ルーティンが何らかの否定的な意味合いをもつことを示唆している。実際に看護領域でも，ルーティンという言葉が，「当人達にとってもはや注意を注ぐ対象とならない毎日行われる平凡で比較的容易な，達成できて当然だとみなされる仕事」[9]や，「工場のベルトコンベアのように，仕事の割り当てや固定された時間割にしたがって行われる，患者のニーズに対応していない標準化された看護介入」[10]など否定的な意味合いで用いられることが少なくない。

このような否定的意味合いを含めないとしても，一般に看護領域でルーティンという場合，定められた一定の方式に従って日常的に繰り返

し遂行される作業を指し，導入あるいは変更といった局面以外は静的で，どちらかといえば柔軟性のない制度的形態と捉えられている。

広義のルーティン

　一方で，経営学や組織心理学では，ルーティンをもう少し幅広く，かつダイナミックに捉えている。経済学者のネルソンとウィンター[11]は，ルーティンを「共同して働く人々の規則的で予期できるすべての行動パターン」と定義し，ルーティンは技術的な手順だけでなく，製品開発や経営戦略などあらゆる場面に存在し，生物学的進化論における遺伝子の役割を果たしており，その時点での組織機能の大部分を構成すると指摘した。また，コーエンらは，ルーティンは「確立された組織的な行動のパターン」を指しており，「標準化された操作手順」とは区別すべきだと指摘した[12]。すなわち，決められた手順がどうなっているかではなく，組織のメンバーが実際に行っている一連の行為がルーティンなのである。

　精神科病院のナースステーションでフィールドワークを行った福島は，夕方の時間帯，看護師が記録をしながら薬を確認したり，電話で医師に問い合わせたり，時折訴えながらステーションに入ってくる患者に対応するのを見て，非常に複雑な仕事だが，当の看護師にとっては異常事態ではなく，毎日繰り返されるルーティンなのだと述べた[13]。つまり，ルーティンには振れ幅があり，仕事や作業の種類によってその振れ幅が異なるという考え方である。看護師の仕事では，「ミクロの事件」[13]が日常茶飯事であり，タイピストやベルトコンベアで作業する工具に比べて，ルーティンの振れ幅がずっと大きいのだと捉えられる。

誇るべき「ルーティン・エキスパート」

　狭義のルーティンの定義を採用すると，「ルーティン・エキスパート」

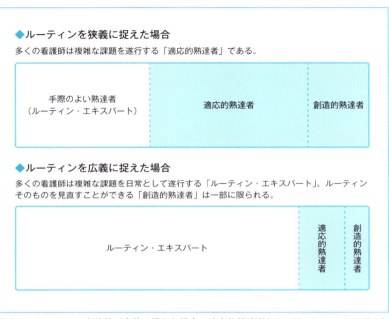

図3-1　ルーティンを狭義／広義に捉えた場合の適応的熟達者とルーティン・エキスパートの違い

は決まった仕事を定められたとおりに繰り返すだけの「手際のよい熟達者」を指すことになる。多くの看護師は複雑な課題を遂行する「適応的熟達者」に分類されるだろう。

しかし，広義のルーティンの定義を採用すると，看護師たちの多くが「ルーティン・エキスパート」に分類される(図3-1)。というのも，多くの看護師は，複雑で高度な仕事を日常化してあたりまえのように迅速かつ適切に，柔軟に遂行しており，タイピストや飲食店アルバイトと比べて振れ幅が大きいルーティンに習熟しているといえるからである。

しかし，「ルーティン・エキスパート」をキャリア発達の目標にしてよいのだろうか。ルーティンそのものを見直し，変えていく「創造的熟達者」は必要ないのだろうか。

組織ルーティンと熟達

組織ルーティンに埋め込まれた知識と価値観

　ルーティンはそれまでに蓄積された知識や技術を伝承し，代替的選択肢やその結果を予測する探索プロセスにかかるコストと時間を大幅に節約する働きがある[14]。つまり，過去に同様の場面で行われた意思決定とその結果から得た，「こういうときには，こうするといい」「こうしてはいけない」という知恵を伝承するのがルーティンであり，ルーティンに従うことで意思決定にかかる時間や対応を間違えるリスクを大幅に減らすことができる。また，その組織が何に重きを置き，何を優先しているかは理念の文言にではなく，組織のメンバーが実際にどう行動しているかに表れる。組織のルーティンは，組織に蓄積された知識であり，組織の価値観を表すものであり，ウィンターとネルソンが「遺伝子」に例えたように[11]，先輩から後輩へと引き継がれていく組織の知的財産なのである。

「両刃の剣」としてのルーティン

　しかし，コーエンらが指摘したように，ルーティンは「両刃の剣」である[12]。ルーティンがあることで，意思決定の際にあらゆる可能性を検討し最適解を得ようとする努力がなされなくなり，「時折の部分最適（occasional suboptimality）」にとどまってしまう[12]。特に環境が変化している場合，従来の環境に高度に適応した「ルーティン・エキスパート」は最適な選択をすることはできない。

組織がもつルーティンのレパートリーが組織の有能さや適応能力を決定するが，環境の変化に応じてルーティンそのものを変化できるか否かが組織の長期適応能力を決定するのである[11, 14, 15]。生き残っている組織は，これまで短期適応能力，長期適応能力を向上させてきた，すなわち，ルーティンを変化させてきたのだといえる。

　看護においても，患者や状況に応じて柔軟に対応する短期適応能力と，社会のニーズの変化やエビデンスの蓄積に応じてサービスを変化させる長期適応能力が必要であるのはいうまでもない。

支配ルールに気づき見直す力

　ドレイファスらは航空機パイロットやチェスプレーヤー，ドライバー，外国語を学ぶ成人をモデルとして熟達モデルを構築した[5]。波多野らは，「適応的熟達」の例として，チェスやスポーツ，医学的診断を用いた[6]。考えてみると，これらの課題は確かに複雑だが，ゲームのルールや交通ルールは基本的には一定で，航空力学や病理学も進歩はするが日々，見解が変わるわけではない。極端にいえば，これらの課題は一定のルールのもとで熟達することが可能であり，そのルール自体を見直す必要はあまりない。

　しかし，看護師が仕事で扱うのは，人の健康や生活など，人の生き方や価値観にかかわることであり，極めて個別的で多様で複雑で，しかも時間とともに変化する事象である。だから看護師には，無意識のうちに自分の意思決定を支配しているルールの存在に気づき，そのルールを疑い見直す力が求められる。すなわち，看護師は，課題をうまく遂行するだけでなく，課題を取り巻く環境や条件にも目を向け，それらの変化に応じてルーティンそのものを見直す力を身につける，より高度な熟達が求められるのではないだろうか。

組織のなかでの熟達

　看護師の熟達を考えるとき，その人が一緒に働く人々の影響は無視できない。レイヴとウェンガーは，すでに機能している組織に加わった新参者の熟達過程を「正統的周辺参加理論」として紹介した[16]。彼らは，新参者が最初，より軽くより単純な周辺的な作業から実践に参加し，徐々に参加の度合いを増し，やがて十全的に参加（full participation）する状態へと変化する過程を「状況に埋め込まれた学習」と捉えた。この理論では，新参者は十全的実践者になりたいという欲求によって動機づけられ，徐々に貢献の度合いを増し，実践共同体の一部となりながら，熟練した実践者としてのアイデンティティの実感を増していく。この理論は，新人看護師が一人前の看護師へと発達する過程をよく説明しており，新人看護師に提供すべき環境についても貴重な示唆を提供している。例えば，効果的に学習を進めるためには，先輩看護師（熟練した実践者）にいつでも聞けること，仕事に必要な情報や資源が手に入ること，仕事に参加する機会に恵まれることが大切だと指摘されている。

　しかし，この理論ではうまく説明できないこともある。この理論では，まったくの素人が十全的実践者となるまで1つの組織に所属している事例を扱っている。メキシコのマヤ族の産婆の例では，幼少時から祖母や母の仕事を見たり手伝ったりしながら産婆という職業や文化を学んでいる。しかし看護師は，教育機関や実習病院で看護実践に関する知識や技術，考え方をある程度身につけた後，社会人として就職し，実践共同体に加わる。キャリアの途中で職場を変える看護師も少なくない。教育や前職場ですでに何らかの知識や技術，価値観を身につけていることは，実践共同体への参加過程にどのような影響を与えるのだろうか。また，正統的周辺参加理論の限界として，一人前になった後の熟達過程，特に組織ルーティンを超える実践について触れられていないことがある。

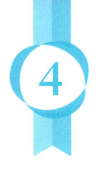

4 「しなやかさ」をもたらす4つの変化

フィールドワークへ

　私は，組織ルーティンと看護師の熟達に関心をもち，博士論文に取り組んだ。修士課程で看護提供過程をテーマにフィールドワークをした際に[17,18]，ほかのメンバーと比べて突き抜けた柔軟さをもち，心から楽しそうに良質な看護を提供している何人かの看護師に出会ったことが大きなきっかけであった。彼女たちはほかの看護師とどこが違うのか，どうすれば彼女たちのようになれるのか，その過程を知りたいと思ったことが，博士論文の研究動機となった。第3部では博士論文の一部を紹介したい。この研究からの示唆が看護師一人ひとりのキャリア発達を支援し，スタッフをエンパワメントすることに役立つことを願っている。

　フィールドワークの結果，彼女たちには「そのときその場の状況に応じて，幅広い選択肢から患者アウトカムに資すると判断する行動を選択する柔軟な実行力」と，「自分や組織にとっての"当たり前"を見直し，新しい実践や意味をもたらす柔軟な思考力」が備わっているとわかった。私はこの力を「しなやかさ」と呼ぶことにした（図3-2）。「しなやかさ」とは，単に柔らかいだけでなく，弾力をもち折れないことも意味する。彼女たちの行動や姿勢は極めて柔軟な印象を受けたが，同時に，看護に対する信念ともいえる強い芯を感じたことが命名の理由である。

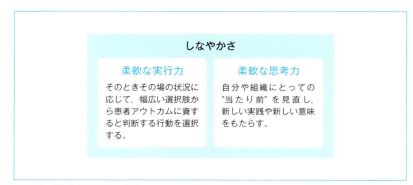

図3-2 「しなやかさ」の概念

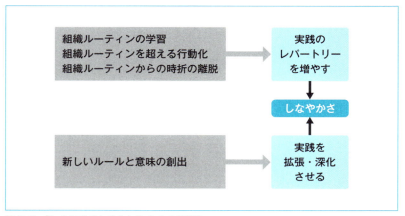

図3-3 「しなやかさ」をもたらす4つの変化

4つの変化

　看護師の「しなやかさ」は，図3-3のとおり，実践のレパートリーを増やす3つの変化，すなわち「組織ルーティンの学習」「組織ルーティンを超える行動化」「組織ルーティンからの時折の離脱」と，実践を再定義し，拡張・深化させる変化である「新しいルールと意味の創出」の計4つの変化でもたらされることがわかった。

● **用語の説明**

　以下，4つの変化について順に説明するが，そのなかで用いる言葉について説明しておく。

　ルール：究極的には「こういうときは，こうせよ（あるいは，こうしてはいけない）」と表現できる，具体的で実践的な行動プログラムを指す。「こういうとき」の条件づけが子細になることで，複雑な状況にも対応できる。

　組織ルール：組織メンバーが共有しているルールで，同じ局面でその病棟の大半の看護師がとる行動パターンとして可視化される。組織ルールの集合体は，組織ルーティンとして可視化できる。手順など明文化されたものでも，それに従う看護師が少ない場合は組織ルールとはいえない。

　固有ルール：個人的な経験を通じて，あるいは教育や前職場など他の組織で獲得した，個人的なルールを指す。固有ルールはすべてが実行されるわけではなく，ほとんど実行されないルール，余裕がある場合のみ実行されるルールもある。しかし，固有ルールのなかには，自分自身の価値観や看護観，倫理観が反映された，その人にとって大切なルールが含まれる。

　タスク：検温や清拭，点滴，記録など，一定期間内に行われるべき課題を指す。それぞれのタスクは，組織ルールによって，誰が（特定の個人，リーダー，手が空いた人，など），いつ（特定の時刻，時間帯，など），どのように実施するか（厳密な手順に従う，個人の裁量でよい，など），一定の幅をもって規定されている。

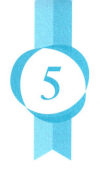

5 組織ルーティンの学習

「組織ルーティンの学習」とは

「組織ルーティンの学習」は，新規採用や配置転換，中途採用などで病棟に新しく加わった看護師が最初に経験する変化である。この過程では，新しい職場で組織ルーティンとして提示される組織ルールを学び，自らの実践を組織ルーティンに近づけていく変化が起きていた[19]。図3-4はこの変化のイメージを表している。図の色の部分は「実践のレパートリー」，すなわち当該看護師によって実行されうるルールを表す。実行されうるルールとは，存在に気づき，習得できた組織ルールと，保留されたり無効化されたりしていない固有ルールを表す。図の矢印は実践のレパートリーが主に拡大している方向を表す。新人看護師は経験者よりも実践のレパートリーが少ないが，両者とも，組織ルールに関心を向け，組織ルールに気づき，習得し，レパートリー化しようと努

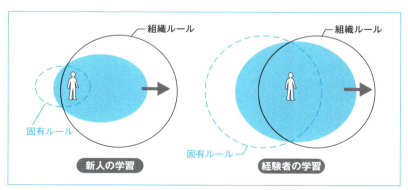

図3-4 「組織ルーティンの学習」のイメージ

力している。なお，組織ルール・固有ルールともに変化するが，簡略化するためこの図には示していない。

「組織ルーティンの学習」によって，新参者はその病棟の一人前になり，組織ルーティンを継承し次世代に伝えることが可能になる。では，新人看護師や経験者がどのように組織ルーティンの学習を進めているのか，そのプロセスを紹介しよう。

新人看護師の「学習」

● 対立・矛盾する無数の断片的な組織ルール

病棟に配属された新人看護師Aさんは，「10時に点滴をつなぐ」「離床センサーが鳴ったらすぐに駆け付ける」「○○医師の外勤日は，朝，回診に来たときにすべての指示確認を済ませる」など，無数の組織ルールの存在を知る。新人は早く一人前になりたいと願い，組織ルールを1つでも多く学び，守ろうと努力していた。

しかし，1つのルールを守ると別のルールが守れないことも珍しくない。新人は，あたかも対立や矛盾を含んで乱立する無数の断片的な組織ルールに取り囲まれたかのような状態に置かれていた。

> Aさん（新人）：10時の点滴があるのに面会者に質問されるし，不穏（せん妄）の患者さんが家に帰るって起き出すし，もういっぱいいっぱいで，涙が出そうになった。

● 広範で複雑な条件づけを学ぶ

Aさんは，先輩の助言や行動から，どのような状況で何を優先するか，どのようなときに他者に依頼するかなど，より子細な組織ルールを学んでいった。単独では対立したり矛盾する組織ルールも，条件づけが進むと特定の状況で適応されるルールが明確になり，行動選択の葛藤が減っていった。

Aさん(4年目)：<u>本当に時間で指定されているものは，その時間にきちんとやらなければいけないけれど，その時間にやらなければいけないと言われていることでも，ずらせるものはたくさんあるんだなってわかってきた。</u>

また，新人は最初のうち，受けもち患者数や重症度などタスクの割り当てが少なく，手の空いた人が担う共有タスクも免除されている。学習が進むにつれて，割り当てられるタスク量も増え，他の看護師の支援や共有タスクの担い方など，より広い範囲の組織ルールを学んでいった。

2年目看護師：ずっと先輩任せだったけれど，最近は時間が空いたときに伝票を入れられるようになった。少しは役に立てるようになったかな。

●組織ルーティンを構成する一員へ

広範かつ複雑に条件づけられた組織ルールを習得すると，その病棟で通常起こりうるさまざまな状況に対処できるようになった。配属当初は対立と矛盾に満ちて見えた組織ルールも，調和したルールの集合体と受け取れるようになり，混乱することが減っていった。また，組織ルーティンの学習は，先輩たちが編み出した作業時間や移動時間，空き時間，待ち時間を少しでも短縮する行動パターンを身につけることでもあり，時間に余裕ができる効用もあった。

つまり，組織ルーティンの学習により，看護師は，その病棟で求められる問題対応力とタスク遂行力を獲得することができた。そして，組織ルーティンの学習が進むと，看護師はもはや新参者ではなく，その行動は組織ルーティンそのものになったといえた。

●固有ルールの実現による振れ幅

新人看護師は，組織ルーティンの学習をしながらも，固有ルールを完

全に忘れているわけではなかった。「いつも笑顔で」というような，特別な時間を必要とせず，タスク遂行の妨げにならない固有ルールから実行し，時間に余裕があるときに，自分が大切に思う固有ルールを実行していた。例えば，患者の話をゆっくり聞いたり，いつも介助するところを患者が自分で行うのを見守ったり，患者を車椅子で散歩に連れ出したりしていた。時間に余裕があるときにどのような行動をとるかは，看護師によって異なり，それは固有ルールが異なるからだと思われた。

　ただし，時間に余裕があるときには他の看護師を手伝ったり，病棟の共有タスクを担ったりすることが，病棟のルーティンであることが多いため，看護師の固有の実践も，そのルーティンから大きく逸脱するものではなかった。組織ルーティンの学習の終盤にある看護師は，時間に余裕があるときの行動選択に固有の実践スタイルが表れるなど，多少の振れ幅（個性）をもちながら組織ルーティンを継承している状態にあった。

経験者の「学習」

　では，他施設や他の病棟から異動した看護師の場合，「組織ルーティンの学習」はどう進むのだろうか。経験者は，前職場で習得したルールを手がかりとして活かしながら，新しい職場の組織ルールを学習していた。新しい組織ルールやその条件づけがわかるまでは，1つの行為や判断に時間がかかる経験をしていた。

　経験者は，前職場と比較して，新しい組織ルールに疑問をもつことも少なくないが，まずは新しい職場で一人前になることをめざし，疑問をいったん保留して，組織ルーティンの学習を進めていた。しかし，新人看護師が比較的あっさり，学校で学んだルールを保留するのに比べ，経験者は組織ルーティンの違いに，強い疑問や葛藤を抱え続けることも少なくなかった。

経験者Bさん：まずは病棟に慣れることが大切だと思って，みんなと同じようにやろうって思ったんですけど。でもやっぱり自分のなかにいろんな葛藤があって。自分にとって，何をやるのが本当の看護なんだろうって。

組織ルーティンの学習の促進要素

　このように，新人か経験者かを問わず，新しく病棟に配属された看護師は最初に，「組織ルーティンの学習」を経験していた。この変化によって，看護師はその病棟で通常起こる出来事に対応する力，効率よくタスクを遂行する力を獲得できた。では，どのような要素が「組織ルーティンの学習」を促すのだろうか。以下のとおり，「組織ルールの有効性の実感」「チームの一員になりたいという思い」「疑問と葛藤の処理」の3つの要素を抽出できた。

●組織ルールの有効性の実感

　組織ルーティン，すなわち同じ局面でその病棟の大半の看護師がとる行動パターンは，その病棟で有効に機能している組織ルールが可視化されたものである。看護師は，組織ルールに従うことでうまくいったり，逆に組織ルールに従わずに失敗したりする経験を重ねて，組織ルールの有効性を実感し，「組織ルーティンの学習」にいっそう励むようになった。

●チームの一員になりたいという思い

　しかし，組織ルールの有効性を実感する前から，看護師は自ら「学習」に集中する態勢をつくっていた。新しく病棟に配属された看護師は異口同音に，「早く自分の仕事をきちんとできるようになりたい」「迷惑をかけないようになりたい」「少しは役に立つと思ってもらえるようになりたい」などと話した。チームの一員として役割を果たしたい，認めら

れたいという思いは，組織ルーティンを学習する強い動機となっていた。

　まれに，チームの一員になることに魅力を感じられずにいる看護師がいた。その場合には組織ルーティンの学習が進まず，退職に至ることもあった。

> 退職した経験者：ここにいたら，自分も先輩たちみたいになっちゃうんじゃないかって。なっちゃったら嫌だなって思って。

●疑問と葛藤の処理

　新人看護師は下記のとおり，学校など基礎教育で学んだルール（固有ルール）と異なっていても，組織ルールを，現場の「生きたルール」として葛藤なく受け入れる傾向があった。

> 新人看護師：学生の頃は，患者さんの話を親身になって聞くってことをすごく強調されたけど，人が生きるうえで一番大事なのはやっぱり命だから。今優先するのは，点滴とか，検査とか，あと，リハビリ。リハビリも退院に向けて大事なんで。本当は親身になって話を聞ければいいのかなとは思うんですけど。

　次の変化である「組織ルーティンを超える行動化」で，再び固有ルールが意識されることがあるので，基礎教育で学んだ固有ルールは破棄されたわけではなく，新しい価値観や行動規範を学ぶことに集中し，過去に学んだルールの影響力が極端に弱まっている状態だと考えられた。

　組織ルールのなかには納得しにくいものもあったが，看護師は，自分なりに理由をつけて正当化することで，その組織ルールに従う葛藤を解消しようとしていた。それでも解消できない葛藤は，組織ルーティンのなかで解決方法を探していた。

　フィールドワークでこんな場面があった。ある新人看護師が受けもっていた患者がシーツに及ぶ便失禁をした。新人看護師は先輩看護師とそ

の処理をすることになった。お尻拭きシートで便を拭き取っていたが，軟便が臀部や大腿まで付着しており，1パック使い終わっても，まだきれいにならなかった。2人の看護師は「洗わなきゃダメだね」と言いながら，2つ目のお尻拭きのパックを開けて拭き続けた。2パック目を使い終わり，お尻拭きに便がほとんど付かなくなったことを確認し，新しいオムツを着けた。

　その日は患者数が少なく，病棟は落ち着いていたので，なぜ「洗わなきゃダメだ」と言いながらも洗おうとしなかったのか，不思議に思って尋ねたところ，この新人看護師は苦笑しながら以下のように説明した。

新人看護師：カーデックス(患者記録)を見ても，今日の計画には(陰部洗浄は)なかったんです。本当は洗ったほうがいいとは思ったんです。洗ってきれいにしなければ，オムツかぶれとかができると余計自分たちの仕事が増えることにもなりますし，患者さんの負担も増えますから。

　この病棟では，計画にないケアは行わないのが日常，すなわち組織ルーティンであり，彼女も先輩看護師も，陰部洗浄をしたほうがいいと認識はしても，実際に洗浄する行為には至らなかった。彼女は，「その代わり，次の日の看護計画を見て，(陰部洗浄の計画が)入ってなければ，入れておこう」という方法で，この葛藤を処理していた。これは確かに極端な事例だが，この新人看護師が組織ルーティンのなかで解決策を見いだし，葛藤に対処していたのは事実である。

　一方，経験者は新人と比較し，これまでの職場のルーティンとの違いから，新しい職場の組織ルーティンに疑問や戸惑いを強く感じる傾向があった。「郷に入っては郷に従えと言いますから」「ここでは，まだ一人前に動けないので，まずは黙って覚えます」と疑問を一時保留し，まずは組織ルーティンの学習に集中しようと努めていたが，疑問や葛藤を抱えたままのことも多かった。

適応過程としての組織ルーティンの学習

　このように，新参者は，個人的な経験や教育，前職場で獲得した固有ルールをいったん保留し，組織ルーティンに対する疑問や葛藤を処理しながら，組織ルーティンを学び習得することに集中していた。組織ルーティンの全面的な受け入れは一見，専門職として思考しないまま，集団に迎合しているようにもみえる。しかし，組織ルーティンは病棟に蓄積された知識や技術であり，各組織ルールは絡み合って機能しているため，無批判に組織ルーティンを受け入れることは，これらの実践的な知識・技術を効率的に獲得し，その病棟で早く一人前になるための有効な手段だといえる。

　看護師は組織ルーティンの学習により，無数のルールからそのつど行動選択するストレスから脱することができた。また組織ルーティンを正当化することで，それに従って行動するときに強い葛藤を経験せずに済んだ。自分が大切だと思う固有ルールを実行する時間を確保するためにも，その病棟の効率的なタスク遂行方法である組織ルーティンを習得することが役立った。つまり「組織ルーティンの学習」は看護師にとって，大切な適応過程だといえる（図 3-5）。

　しかし，過剰適応してしまうと，「時たまの部分最適」[12)]というルーティンの負の側面がもたらされる。組織ルーティンの学習を終えて安定した看護師が，以下に述べるとおり，仕事の充実感や喜びを感じられずにいることも，「組織ルーティンの学習」はキャリア発達のゴールではないことを示している。

学習の進行と達成感の変化

　さて，組織ルーティンの学習が進むとき，看護師の仕事に対する充実感ややりがいはどのように変わっていくのだろうか。

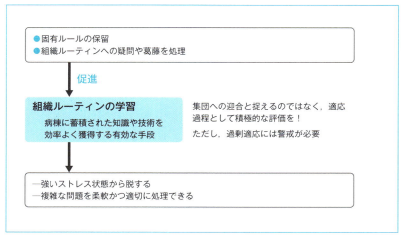

図3-5 適応過程としての「組織ルーティンの学習」

●一人前に近づくことでの達成感

配属されて間もないうちは，割り当てられたタスクを順調に遂行し，その病棟の一人前に近づくことで，看護師は達成感を得ることができた。例えば，朝イメージしたとおりに仕事が進んだときに達成感や喜びを感じていた。

> 1年目看護師：朝，今日1日の予定を見て，大体こうやっていこうって計画するんですけど，それがスムーズにできて，何も問題なく進めば，「ヤッター，今日はよくできた」と思いますね。

●固有ルールを少し実現することでの達成感

組織ルーティンの学習が進んだ段階では，タスクを順調に遂行することに加えて，自分が大切に思っている固有ルールを少しでも実現できたときに達成感を得ていた。例えば，仕事を順調に進めながら，気になっていた患者の話をじっくりと聞く時間をもてたときなどに，充実感を得ていた。

4年目看護師：患者さんと約束した時間に予定どおりにケアができて。処置の合間をぬって，患者さんのベッドサイドに座って20分ぐらいお話もできて。自分がそのうちつっこんで話したいなって思っていた話とかができて。そういう日はうまくいった日だなって思う。

● 日常化による充実感の色あせ

しかし，組織ルーティンの学習をほぼ終えた看護師は，タスクを予定どおり遂行し，余裕のあるときに大切に思っている固有ルールを実現できても，そこに大きな喜びを見いだせなくなっていた。次の事例のように，焦燥感や葛藤に悩むこともないが，特段，達成感や充実感をもてない状態が続いていた。

7年目看護師：やりがい，達成感は特別ないですかね。できなかったとは思わないけど，ただ仕事が終わったーって感じ。まあ，予定どおりにやれれば，よかったなとか思いますけど。あとは，余った時間で何かできた，とか。今日だったら，寝たきりの患者さん，お風呂に入れた，とか。

組織ルーティンの学習の終盤では学習機会も減り，余裕があるときの行動選択に個性が出るものの実践スタイルはほぼ固定された。組織ルーティンの学習だけでは，病棟に新しい看護はもたらされず，看護師の達成感もやがては色あせてしまう。

患者により良質のケアを提供するためにも，看護師が仕事にやりがいを感じるためにも，キャリア発達には，次の変化が必要である。

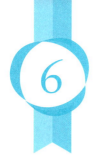

6 組織ルーティンを超える行動化

「組織ルーティンを超える行動化」とは

　「組織ルーティンを超える行動化」は，「組織ルーティンの学習」がある程度進んだ看護師の一部にみられた変化である。組織ルーティンの範囲では，教育や前職場，あるいは自らの経験から大切だと思っている固有ルールを実行できないと感じた看護師が，組織ルーティンを超える実践を始めることを指す。図3-6は「組織ルーティンを超える行動化」の変化をイメージしたものである。色の部分は「実践のレパートリー」，すなわち当該看護師によって実行されうるルールを表し，矢印は実践のレパートリーが主に拡大している方向を表す。この段階では，看護師は固有ルールに関心を向け，組織ルーティンにみられない実践を実行しようとする。なお，組織ルール・固有ルールともに変化するが，

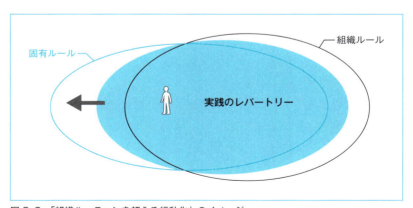

図 3-6 「組織ルーティンを超える行動化」のイメージ

簡略化するため図示していない。

「組織ルーティンの学習」は，組織ルーティンへの疑問を保留し，葛藤を処理しながら進められると述べた。組織ルーティンを超える行動化は，この疑問や葛藤が原動力になる。組織ルーティン，すなわち病棟の大半の看護師が疑問をもたずに繰り返している行動パターンに強い疑問を感じる状態，あるいは，組織ルーティンに従うために自分が大切に思う固有ルールの実践ができないという強い葛藤が続いた後，決意して，組織ルーティンから一歩踏み出す行動が実行される。そのため，組織ルーティンを超える行動化は，看護師自身も仕事の仕方が大きく変わった体験として記憶していることが多かった。

組織ルーティンから大きく外れないような小さな行動から始め，結果を確認し自信を深めると，次第に明らかに組織ルーティンを超える実践が継続して行われるようになった。やがてそれが，その看護師固有の実践スタイルとなっていった。事例をいくつか紹介したい。

新人看護師の「行動化」

新人看護師は，現場の生きたルールとして組織ルーティンを素直に受け入れる傾向があったことは前述した。しかし，仕事に慣れたころに，保留した疑問や葛藤を再認識することがあった。

新人看護師のCさんは，尊敬している先輩看護師のことを，他の看護師なら慌しくタスクに追われる消灯前に，「今夜，寒くなりそうだから」と，自分で訴えられない患者のところへ追加の毛布を持っていくなど，「見えないところ，記録に残らないところ，基本的な看護を当たり前のように行っていて，すごいなぁって思う」と話した。Cさん自身は，割り当てられたタスクを遂行するのに精一杯で，自己嫌悪に陥ることも多かったという。

Ｃさん：やっぱり自分の仕事のペースを優先しがちなんです。患者さんに話しかけられても，あと何人検温が残っているとか，何時までにこれやらなきゃとか，そっちが気になって，中途半端に話を聞いたり。そんな自分が嫌だなって。

　しかし，Ｃさんは２年目になると，同じ場面で，時間どおりにタスクをすることを"あきらめられる"ようになり，気持ちを切り替え，患者の話に集中するといった，ささやかな変化を起こした。そして，その１年半後，３年目を終えるＣさんに再会したとき，Ｃさんは，タスクよりも患者にとって大切だと思うことを優先する固有の実践スタイルを築いていた。
　その日Ｃさんは，意識障害があり全介助の大柄の男性患者を受けもっていた。車椅子に移らない日のほうが多い患者だったが，Ｃさんは「車椅子に移ると表情がいいし，奥さんも喜ぶから」と，午前中の"すごく忙しいとき"と，妻が面会に来ていた15時半の２回，患者を車椅子に移し散歩に出かけた。15時半には陰部洗浄や包帯交換などのタスクが残っていたが，「申し送りが終わってからやればいいや」と後に回した。検温が気になって患者の話に集中できなかった新人看護師時代とは大違いである。
　その日は病棟クラークが休みであったため，他の看護師は検温や処置を早めに終え，検体スピッツの準備など通常クラークが担っている業務を行っていたが，Ｃさんは「ちょっと悪いなと思うけど，自分にとって優先すべきことは患者さんだから」と割り切っていた。２年目になったばかりのころ，「先輩に仕事ができる子って思われたいっていう気持ちもあって，手が抜けない」と自己分析していたのが嘘のような変化であった。
　Ｃさんはきっぱりと，以下のように話した。もちろんその病棟の看護師全員がＣさんと同じような行動をとると，その病棟の業務は滞ってしまうのだが，Ｃさんの言葉からは看護師としての自信と誇りが感じら

れた。

> Cさん：患者さんと家族が車椅子に乗ってうれしそうにしてくれれば，自分もうれしい。でもそれは，ただの自己満足じゃなくて，看護になっていると思うからやっている。精神面とかADLアップとかを考えて，根拠がしっかりしていれば，やっぱり自己満足だとは思わない。

経験者の「行動化」

●患者とじっくり話したい

　経験者は前職場との違いから，組織ルーティンへの疑問や葛藤を強く感じる傾向があった。経験者の「学習」で紹介したBさんは，ADL介助が多い病棟に異動した後，保清や体位変換などのケアに追われて，患者とじっくり話す時間がもてない状態に葛藤していた。異動から数年たって，ようやくBさんは，「やっぱり自分のしたいことを実践しよう」と，業務時間外になっても患者とゆっくり話す時間をもつことを始めた。Bさんは，気になっていた患者のベッドサイドに座ってゆっくり話を聞くようにしたところ，その患者が気持ちを打ち明け，次第に前向きな気持ちを取り戻していくのをみて，自分の決断は正しかったと自信を深めていった。

> Bさん：患者さんが明るくなったというか，症状は悪化しているけど，リハビリもやるようになって，治療にも取り組むようになったから。そういうところをみると，今のかかわりがよかったのかなって。話を聞いて，一緒に考えるだけなんですけど。そういうことが自分が本来したかったことだって，自信ももてた。

●強く出てでも患者の命を守りたい

　看護師Dさんは，ICUに異動したばかりのころ，ICUの看護師らが患者の危険信号を感じとっても医師に強く訴えず，患者が亡くなっても「できることはした」「どうしようもなかった」と話していることに悔しさや苛立ちを感じていた。Dさんは，「命を守るためには，一歩前に出なきゃいけない」と，自分が感じたことを医師に伝える決意をしたという。

　医師に伝えたことでうまくいった経験，伝えられず患者を助けられなかった経験など"小さな積み重ね"によって，Dさんはひっかかりを感じたときは，「憎まれ役になっても」強く訴えることが自らの役割だと感じるようになった。医師に報告したという事実ではなく，実際に医師に動いてもらうことを目指すため，必要だと思えば，組織の秩序を乱してでも決定権のある医師に直接働きかけたという。

Dさん：手術日は決まっていたんですけど，ちょっと冷や汗が出たり，小さな症状が出始めていて，"第六感"でこれは危ないって思って。受けもちの内科の先生に言ったんですけど，内科から外科に緊急手術を依頼することにはならなくって。でも，なんかおかしいっていう気持ちが強くて，外科部長に直接訴えたら，翌日は日曜だったけれど，朝一番に手術をしてくれました。

手術してみたら，瘤の切迫破裂状態でじわじわ出血が始まっていたって。「手術日まで待っていたら助からなかったよ」って言われました。

葛藤からの脱出と充実感

　組織ルーティンを超えて行動することで，Bさん，Cさん，Dさんとも葛藤から抜け出すことができた。さらに，自分が決断した選択が患者

によい結果をもたらすことを実感できると，大きな喜びを感じ，自信にもつながっていた。行動するためには時間外勤務が必要になったり，他者との交渉など通常以上の労力が必要だったりしたが，行動化してしばらくは，負担感よりも充実感や喜びを強く感じていた。

> Bさん：帰る時間は遅くなったけど，あまり大変とは感じないかもしれない。かえって，なんか楽しいっていうか，充実っていうか。

また，最初は個人的な実践でも，次第に周囲を巻き込んでの実践へと拡大することもあった。Bさんはしばらくして，患者との会話を他の看護師と意識的に共有するようになった。Dさんも後輩が行動化できるよう働きかけるようになった。

> Dさん：「何か変だと思ったら，私が医師に言ってあげるから教えてね」って，後輩に言ってるんです。もし当たったら，後輩は自信につながるし。私も「これに気づいたのは◯さんです」って，医師に伝えるようにして。そしたら後輩ももっと言えるようになるから。

専門職的発達過程としての組織ルーティンを超える行動化

「組織ルーティンを超える行動化」は，看護師が保有する固有のルール（価値規範や行動規範）に基づいて，病棟にそれまでにない新しい実践をもち込むものである。キーナンは「自律性」の概念分析を行った結果，自律性とは「望ましいアウトカムに有効な，熟慮された独立した判断の運用」だと定義した[20]。「組織ルーティンを超える行動化」は，看護師が組織ルーティンとは独立して自分の判断で，望ましいアウトカムをもたらすために有効だと思われる行動を選択するようになる変化であり，まさに「自律性」の萌芽だといえる。

また，「組織ルーティンを超える行動化」をした看護師は，自分が決断して選択した行動だけに，その結果に強い関心をもち，結果を確かめることで自分の選択を評価していた。すなわち，「組織ルーティンを超える行動化」は，看護師が自律性に基づく問題解決思考（アセスメント，計画，実施，評価）を獲得する過程であり，専門職的発達において重要な変化なのだといえる。

組織ルーティンを超える行動化の促進要素

　では，看護師の専門職的発達としても，病棟でより良質なケアを提供するためにも重要なこの変化は，どのようなときに起きるのだろうか。分析の結果，「組織ルーティンへの疑問や葛藤の再意識化」「裁量時間の確保」「一歩踏み出す決意」の3つが鍵となることがわかった。

●組織ルーティンへの疑問や葛藤の再意識化

　「組織ルーティンの学習」を終えた段階で安定し，「組織ルーティンを超える行動化」に進まない看護師は，以下のように，組織ルーティンを所与のものとしてほとんど疑問をもたずに受け入れていたり，実践したいと強く思う固有のルールをもっていなかったりした。

> Eさん：病棟でここを変えなきゃとか，そういうのはないです。チームで忙しさが極端に違ったりとかすると，何とかしてほしくはなりますけど。

> Fさん：いつも頭にあることは，時間内に仕事を終わらせることと，患者さんの言うことを否定しないで聞くことですかね。それ以外には，特にこうしなきゃ，と思うものはないです。

また，病棟で通常対処しないことは看護実践の対象として認識しないという特徴も見られた。看護師11年目のGさんが，高齢患者を車椅子でスタッフステーションに連れてきた場面があった。看護師長が患者の手を見て，「あら，手」と言うと，Gさんは「拘縮ですよね」と答えた。それ以上二人の間で会話はなく，おのおのの仕事に戻った。

　Gさんは，麻痺のない患者の手が入院中不使用のために拘縮し始めていることに気づいていた。しかし，Gさんが拘縮予防のケアを計画したり実施したりすることはなかった。余裕があるときに臥床患者を車椅子で散歩させることはこの病棟のルーティンだったが，拘縮予防のケアは通常行われていなかった。そのため，拘縮に気づいても，それが何らかの行動を起こすべき対象としては認識されなかったようだ。

　このように，組織ルーティンを疑問をもたずに受け入れ，組織ルーティンに従うことに葛藤を感じない状態は，組織ルーティンの学習には適していたが，組織ルーティンを超える行動化を阻害することとなった。組織ルーティンを超える行動化を経験した看護師らは，組織ルーティンの学習を進める際も組織ルーティンへの疑問や葛藤をもち続けていたり，あるいは，いったん保留して学習を進めた後，再びその疑問や葛藤を思い出す経験をしていた。

　疑問や葛藤の再意識化を可能にした要素としては，以下の4つを抽出した。

(1)固有ルールへの強いコミットメント

　前述したBさん(→p114)のように「これ(患者とじっくり話すこと)が自分の看護」というような強くコミットメントする固有ルールをもっている場合，組織ルーティンを学習する段階でも，疑問と葛藤を抱え続けていた。ほかにも，「親が病気になって，やっぱり大切だと思うようになった」「学校ですごく強調されたので，今でも影響を受けている」など，自らの経験で実感したことや，教育課程で熱意をもって伝えられたことも，固有ルールとして強い影響力を保っていた。

(2) 行動化を正当化するものの存在

　同じく前述したCさんは，患者や家族によい変化をもたらすという「根拠がしっかりしている」と感じていたからこそ，忙しい時間帯でも患者を車椅子に移すという選択ができた。また，Dさんも「命を守るために」という使命感があったからこそ，通常の報告ルートを超えて医師に働きかける行動に至った。つまり患者の利益につながると確信をもつことが組織ルーティンを超える行動化につながったといえる。なかには，下記のHさんのように，文献などで根拠を得たことで，行動化に移せた看護師もいた。

> Hさん：おかしいんじゃないかなと思ったことを文献で調べるようになって，はっきりとおかしいってわかったときに，指摘しやすくなった。

(3) 自分を見つめる目

　組織ルーティンの学習の半ばといった早い段階から組織ルーティンを超える行動化を始めた看護師には，自分の心理状態や仕事の仕方を冷静に見つめる「メタ認知」ができているという特徴があった。「メタ認知」とは，「自己の認知活動（知覚，情動，記憶，思考など）を客観的に捉え評価したうえで制御すること」を指す[21]。「メタ認知」により，同調圧力を感じて組織ルーティンに従っている自分や，本当は固有ルールを実行したいと思っている自分に気づくことができたようだ。

> Iさん：ときどきそういう自分がいるのはわかる。いろいろ立て込んでいて，（仕事を）早く終わらせたいって思うと，患者さんのペースよりも自分のペースが優先になる。なりそうになるけれど，でも本来は違うんだってそのときに気づくようにしている。

(4) 異なる実践との接触

　他の職場から異動してきた経験者は，別の生きた組織ルーティンを経験しているため，新人看護師よりも新しい職場の組織ルーティンに疑問や葛藤をもちやすい傾向があった。院外研修に参加したり，文献を参照したり，他施設で働く看護師と交流する機会が多かったりすることも，自分の病棟とは異なる実践が存在することに気づくためか，組織ルーティンに疑問をもつきっかけとなっていた。

　また，少数でも組織ルーティンを超えて行動する看護師が病棟に存在している場合，その姿勢が周囲に影響を与えることがあった。Cさんは新人のころ，患者の立場に立って気配りをする先輩看護師を尊敬し，目標にしていた。そのときCさんは，割り当てられたタスクを遂行するのに精一杯な状態だったが，その先輩看護師の姿から，組織ルーティンにないことでも，自分が大切だと思うことは実行してよいのだと知ることができた。3年目後半に彼女が築いた実践スタイル（→ p122）はこの先輩看護師とは異なるものの，先輩看護師の姿が彼女の行動化を後押ししたといえる。

●裁量時間の確保

　組織ルーティンを超えて行動するためには，それができるだけの時間を確保する必要がある。「裁量時間の確保」も組織ルーティンを超える行動化を可能にする重要な要素であった。裁量時間をつくり出す方法としては，以下の5つが用いられていた。

(1) 組織ルーティンの学習によりタスク遂行力を獲得する

　割り当てられたタスクを遂行するのに精一杯なうちは，固有ルールの実現に使える時間はほとんどなかった。しかし，組織ルーティンの学習が進むと，繰り返し遂行するタスクの作業時間は短縮され，タスクを効率よく遂行するための1日の計画の組み方や時間の使い方を学び，移動時間や空き時間，待ち時間を短縮する行動パターンを身につけることが

できた。このような状態になると、割り当てられたタスクをすべて遂行することが難しくなくなり、組織ルーティンを超えて行動するための時間を確保できるようになった。「組織ルーティンの学習」をある程度終えることは裁量時間を捻出するために必要であり、組織ルーティンを超える行動化の前提となっていた。

(2) あらかじめ手を打つ

　起こりうることを予想し、あらかじめ手を打って問題の発生を予防することも、裁量時間の確保につながっていた。ある病棟の看護師らは、x医師に何度も指示確認の電話をしたり、x医師と約束した時間に処置の準備をして待たされるなど、x医師とのやりとりに少なくない時間を費やしていた。

　そのなかで看護師Jさんは、格段にx医師とのやりとりの時間が短かった。Jさんはあらかじめx医師に依頼したい指示書や静脈注射をまとめて準備し、x医師が病棟に来るとそのセットを渡した。x医師が静脈注射をし、指示書を一通り書いて帰ろうとしたところをつかまえ、指示内容に目を通して、指示漏れや処方漏れを指摘したり、患者の今後の経過を予測して疼痛時や吐き気時の臨時指示を出してもらったりした。x医師は、Jさんの指摘を受けながらすべきことをすべてした後、病棟を離れることを許された。Jさんは、x医師対策を講じることで、後で対応に追われる時間を節約しており、それもJさんのゆとりや裁量時間の確保につながっていた。

(3) スケジューリングの主導権をもつ

　自分が大切にしている固有ルールを実現する時間を確保するために、数日単位で時間の配分を考えることも行われていた。例えば、毎日すべての患者とじっくりかかわることは難しいが、「今日はこの患者さんに集中的にかかわって、こっちの患者さんはさっと済ませて。明日は逆にしよう」などと、自分が日勤を行う数日間を使って、自分が行いたい

ことを行う時間を確保することもあった。また，「14時のお風呂を14時半にずらしてもらえるか，患者さんに交渉する」など，同僚や患者と交渉して効率的な時間割を組むことで，まとまった時間を確保することも行われていた。

(4) 負担を引き受ける

　これらの方法で，ある程度裁量時間を捻出できても，個別に割り当てられたタスクを終えた看護師は，他の看護師を手伝ったり，病棟の共有タスクを担ったりすることが組織ルーティンであるため，自分の固有ルールを実現するために使える時間は限られていた。そのため，残業してでも実践する覚悟をもって，行動化した看護師が多かった。

　最初は，自分が大切だと思う実践ができたという充実感が負担感を上回るが，残業して固有ルールの実践を続けていたKさんは，自分がひどく疲労していることに気づき，区切りをつけて働くように切り替えたと語った。行動化を始める際には負担を引き受ける覚悟が必要だが，行動化を継続するためには，過度な負担とならないよう調整する必要があるのかもしれない。

(5) 周囲のスタッフの力を使う

　周囲のスタッフの力を使うと，組織ルーティンを超える実践の継続がより容易となった。忙しい時間帯でも患者を車椅子で散歩に連れ出すなど，日常的に組織ルーティンを超えた実践をしていたCさんは，病棟の共有タスクや自分に割り当てられたタスクの一部（受けもち患者の保清）をほかの看護師に任せていた。しかし，そのことで過度に申し訳なさや負い目を感じることはなかった。周囲の力も使うと気持ちを切り替えていたのだといえる。

●一歩踏み出す決意

　組織ルーティンを超えた実践は，その病棟の看護師らに同調せず，病

棟の安定した行動パターンである組織ルーティンを乱す行為であった。そのため，看護師には「組織ルーティンへの疑問や葛藤の再意識化」「裁量時間の確保」に加え，「一歩踏み出す決意」が必要であった。これには，以下の3つのパターンがあった。

(1) 受け入れられるという確信をもつ

先ほどのCさんにも当てはまるが，1つの病棟に数年以上所属すると，組織ルーティンを習得し，周囲から一人前として認められていた。同僚や他職種とも親しくなり，後輩も増えるため，組織ルーティンと異なる行動をしても自分は許される，あるいは，受け入れられるという見通しをもつことができていた。

看護師Lさんは「先輩っていう立場になったから，今はやりたいことをやらせてもらえる」と笑って話した。Lさんは，「主任が悪いことは悪いって言ってくれるから安心」と言い，思ったことはどんどん行動に移せるのだと話した。的確なフィードバックにより，「受け入れられる範囲」を外れないという安心感も行動化を後押しするのだろう。

(2) 調和を乱してでも遂行すると決意する

一方で，「反感を買うかな」「ちょっと悪いな」など，周囲の看護師から好意的に受け止められないことを覚悟しながら行動化を始める場合もあった。

患者の症状に不安を感じたら通常の報告ルートを逸脱してでも医師に訴えると話したDさんは，「憎まれ役になってもいいから，私は言ってしまう。患者さんを守るために」と話した。Dさんには，調和を乱してでも行動するのが看護師である自分のミッションだという信念があった。

一方，ケアの多い病棟でゆっくり患者の話を聞くことを始めたBさんは，下記のとおり，「自分は部外者だ」という意識があり，周囲の看護師との調和を重視していなかった。Bさんの場合「周りに流されまい」という気持ちが組織ルーティンと異なる実践を後押ししていた。

> Bさん：自分は部外者だっていう意識があって，この病棟の一人の看護師なんだっていう感覚がないんですよね。溶け込んで周りに流されまいって，そういう気持ちでやってきたから。

(3) 周囲のスタッフを巻き込む

　周囲のスタッフを巻き込んで行動化する場合もあった。例えば，一人では継続できない実践の場合，ほかの看護師に働きかけて一緒に取り組む必要がある。看護師Mさんは，皮膚トラブルのある患者について，その病棟では例外的に毎日介助入浴させようとほかの看護師に働きかけた。

　主任や副看護師長など何らかの役割に就いている場合は，組織ルーティンに変化を起こすことが自分の役割だと認識しており，意識的に組織ルーティンとは異なる行動を起こすこともみられた。

組織ルーティンの学習からの転換

　このように，「組織ルーティンを超える行動化」には，「組織ルーティンへの疑問や葛藤の再意識化」「裁量時間の確保」「一歩踏み出す決意」が重要であった。「裁量時間の確保」には「組織ルーティンの学習」が有効であり，また，「組織ルーティンの学習」を終えていると，周囲の看護師から一人前と認められ，受け入れられやすいので，一歩踏み出すことも容易になった。「組織ルーティンを超える行動化」の前提として，「組織ルーティンの学習」をある程度終えておく必要があるといえる。

　しかし，「組織ルーティンの学習」は，チームの一員になりたいという思いに動機づけられ，組織ルーティンへの疑問や固有ルールを実現できない葛藤を処理しながら進めるものである。これらの組織ルーティンの学習の促進要素は，いずれも「組織ルーティンを超える行動化」を阻害する方向に作用する。

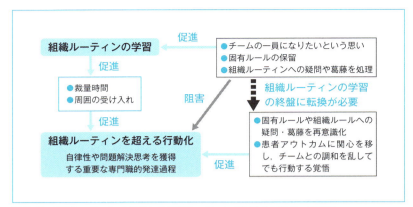

図3-7 組織ルーティンの学習から組織ルーティンを超える行動化への転換

　看護師のキャリア発達を支援するためには，「組織ルーティンの学習」の終盤に，固有ルールや組織ルーティンへの疑問や葛藤を再意識化させるプログラムや，チームの一員になることから患者アウトカムに関心を移し，チームとの調和を乱してでも行動する覚悟をもたせるプログラムを用意し，「組織ルーティンを超える行動化」へと転換させる必要があると思われる（図3-7）。

ドレイファスモデルでは「一人前」に後退?!

　状況把握と意思決定の方法の違いに着目して熟達を考えたドレイファスモデル[5]では，「組織ルーティンを超える行動化」はどこに位置づけられるのだろうか。ドレイファスらは，第2段階（新人）までは教えられたルールや手順を適用するため行動の結果にあまり責任を感じないが，第3段階（一人前）になると，苦労して計画を選択するため結果に責任を感じ，よい結果が出ると満足感が大きく強く記憶されると述べている。また，「問題解決」は第3段階の思考プロセスだと指摘している。「組織ルーティンを超える行動化」では，意識的で合理的な問題解決思考による意思決定を行い，結果を確認して充実感と自信を得るなど，ドレイ

ファスモデルの第3段階の特徴を示していた。

　一方,「組織ルーティンの学習」を終えたところで安定した看護師は,通常その病棟で起こることには,複雑なことでも半ば自動的に対処するなど,ドレイファスモデルの第4段階(中堅)以上の特徴を示すことも確認された。状況把握と意思決定の自動化,迅速さという点では,「組織ルーティンを超える行動化」を始めた看護師より優位なのである。

　このことは,「組織ルーティンの学習」により技能遂行の速さと正確さが優れた「手際のよい熟達者」[6]に到達できるが,その後,自律的な問題解決過程である「組織ルーティンを超える行動化」を経なければ,状況の変化に柔軟に対応して適切な解を導くことができる「適応的熟達者」[6]に到達できないことを示唆しているのかもしれない。ドレイファスモデルで後退したとしても,「組織ルーティンを超える行動化」は,専門職的発達過程としては大きな前進だといえる。

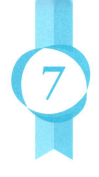

7 組織ルーティンからの時折の離脱

「組織ルーティンからの時折の離脱」とは

次に,「組織ルーティンの学習」「組織ルーティンを超える行動化」に続く第3の変化,「組織ルーティンからの時折の離脱」を紹介したい。この変化では,経験を積んだ看護師が患者の状態を見極めながら,最適解を得られる可能性にかけて,組織ルーティンの恩恵をあえて享受しない選択をしていた。慎重な判断が求められ,ときには倫理的な問題をはらむこともあった。

●予定に拘束される状態から予定をコントロールする状態へ

「組織ルーティンの学習」のさなかの看護師はもちろん,「組織ルーティンを超える行動化」を経験した看護師でも,与薬や検温のように時間が指定されているタスク,特に医師の指示によるタスクは,指定されたとおりに遂行すべきものとして認識していた。そのため,組織ルーティンを超える実践を遂行する一方で,自分に割り当てられたタスクは指定されたとおりに実施しようと努めていた。しかし,ごく一部の看護師はこのようなタイプの組織ルールにもあまり拘束されないことがわかった。

●時間指定の拘束力が弱まる

「組織ルーティンの学習」が進むと,特定の状況で適応されるルールが明確になるので,優先順位を付けて予定を組み替えながら対処できるようになった。「組織ルーティンの学習」で新人看護師の例として紹介

したAさんは1年目の頃，点滴の接続や胃ろうから白湯の注入といったタスクがある10時に，面会者に声をかけられ，同時にせん妄患者が「家に帰る」と言って起き出してしまったため，「いっぱいいっぱい」になり，涙が出そうになったと話した。しかし，Aさんは3年目には，「あきらめがつくっていうか，別に命にかかわらなきゃいいや」と優先順位を付けて行動することが日常になり，4年目には，「時間は決まっていても，多少ずらしてもかまわなければ，私はどんどんずらしちゃう。生命にかかわることや，締め切りのある事務処理を優先する」と，予定を変更することへの葛藤は薄れていた。

　さらに，経験が長い看護師のなかには，タスクを指定どおりに行わなければならないという意識自体が薄れていることがあった。25年の経験がある看護師Nさんは以下のように話した。

> Nさん："ねばならない"から，"でもいいや"，ぐらいに感覚が変わってきた。以前はこの時間にこれをしなければならないとか，今日はこの話をしなければならないとか，この人は何と何と何の症状をチェックしなければならないとか，それも14時でなければならないって思っていたのが，今はそれがちょっとずれて15時になってもいいやって。患者さんをお風呂に入れなければならないっていうのも，今日じゃなくても，本人の気が向いたときにやればいいって。

●予定が変わることに意味を見いだす

　タスクを指定されたとおりにしなくてもよいという感覚がさらに進むと，状況に応じてタスクの遂行時間や遂行方法が変わってしまうことにも積極的な意味を見いだすようになった。経験15年のOさんは，受けもち患者の感染症が判明し，隔離するために個室へ移動させたり，家族に事情や入室方法を説明したりした結果，検温の時間が大幅に遅れた。

　仕事が終わったOさんにこのことをどう感じていたかを尋ねたとこ

ろ,「新人のころも結局やっていることは同じだったかもしれない」と話したうえで,新人のときは,その場その場で対処するうちに結果として予定がずれてしまったが,今は優先順位を考えて,自分の意思で予定を変更しているのだと,違いを説明した。そして,「自分で予定を変えられるっていうことは,要はちゃんと看護ができているっていうこと。予定に振り回されて動くのではなくて,自分自身が根拠をもって看護をしているって思えるようになった」と,予定が変わることに意味を見いだしていた。

◉「したい」ことをするために予定を変更する

さらにOさんは,なかなか自分の気持ちを打ち明けようとしなかった患者とじっくり話すことができた場面を以下のように振り返った。

> Oさん:そういう場面に今日はもっていけるなとか,この場はそういうふうに深い話までできそうだなっていうのが感じられるようになってきた。あ,ここを逃しちゃいけない,たとえ次に(他の患者の)風呂入れがあったとしても,とりあえず,もうちょっと話さなきゃっていうのが感じられるようになってきているんだと思うんです。若いころは,次に風呂入れがあったら,とりあえず,なんとかごまかして,(話を)切ってきちゃったんじゃないかな。

Oさんは,患者の重要なサインをキャッチして,即座に,タスクの遂行(この場面では入浴介助)を予定どおりに行うことを取りやめて,大切だと感じたこと(この場面では患者の話を聴くこと)に集中するという判断をした。そして,予定を変更したことについて,Oさんは,「柔軟性が出てきたのかな。何が一番大切か,どれを一番優先すべきかを選択できるようになってきたんじゃないかなと思う」と,看護師として成長したからこそできるのだと評価していた。

●「すべきこと」を「しない」選択

　タスクの実施時間をずらすことと，タスクを遂行しないことには大きな違いがあった。割り当てられたタスクの実施時間がずれることは，それが結果的になのか，積極的になのかの違いはあっても，頻繁に起きていた。しかし，ごく一部の看護師は，標準的な指示や計画をそのまま適用することの妥当性が疑わしいと判断した場合に，そのほうが患者によいアウトカムをもたらすという確信をもって，あえてそのタスクを遂行しないことがあった。

　肝性脳症の徴候であるフラッピング（羽ばたき振戦）の観察をあえてしなかった，経験12年の看護師Ｐさんの例を紹介したい。同じ病棟の新人看護師は，必要ないと思うときでも，「やっぱり記録にフラッピング・マイナスって書かなきゃいけないような気がして」，観察を省略することはできないと話した。新人看護師の場合は，決められた項目を省略せず観察することで患者の安全を担保していたともいえる。しかし，Ｐさんは，省略しても問題が起きる可能性が非常に低く，省略したほうが患者にとってよいと判断した場合，観察を省略したり，患者の動作をさりげなくみることで代替したりしていた。

> Ｐさん：毎回これ（フラッピングをみるポーズ）をさせられている患者さんのことを考えたら，ちょっといいんじゃないって。今日，日中フラッピングはないって言われていて，確かにアンモニアの数値が下がっていて。そういうのが出てくると，そこで優先順位から外れてくる。

　Ｐさんは，「昔は，あれもこれも聞かなきゃ」と思っていたが，最近は，「自分で自分の仕事が信頼できるっていうか，大丈夫だって思えるようになった」ため，「ある意味ちょっといいかげんになった」と話した。彼女は，仕事の仕方が変わったことで，忙しい準夜帯でも気になる患者とはゆっくり話すなど，自分がしたいことに時間をかけられるよう

になったという。

医師の指示からの逸脱

　このように，「組織ルーティンからの時折の離脱」では，経験を積んだ看護師が，患者のためによいと思うことをするために，ほかの看護師がしないような予定変更を行ったり，ほかの看護師なら行うことをあえて「行わない」選択をしたりするようになっていた。しかし，医師の指示は別で，看護師が立てた計画は容易に変更できても，医師が指示したことは何とか守ろうと努力していた。

　それでも経験の長い看護師のなかには，あえて医師の指示から逸脱する行為を選択することがあった。20数年の経験をもつ看護師Qさんの看護場面を紹介したい。

　Qさんはこの日，術後10日目の脳出血患者を受けもっていた。この病棟は脳神経外科と神経内科の混合病棟で，手術を受けた患者は通常脳神経外科が受けもつが，この患者はもともと神経内科にかかっていたため，術後すぐに神経内科に転科した。

　患者は抗凝固薬，ドブタミン塩酸塩，ニカルジピン塩酸塩などの点滴を受けていたが，ここ数日は循環動態が安定していた。また，気管切開し酸素吸入中であったが呼吸状態も安定していた。せん妄があり，ベッドアップ30度までの床上安静の指示にもかかわらず，すぐに起き上がって座位になってしまうため，前日まで鎮静薬を昼夜投与され，終日体幹と上肢を抑制されていた。なお，鎮静薬と身体抑制は医師からの臨時オーダーがあり，看護師判断で実施してよいこととなっていた。

　Qさんは朝，担当医に「ベッドを少し上げていっても（いいですか）？」と尋ねた。担当医は，「徐々に起こしてください。血圧がダウンしちゃうから」と答えた。Qさんに質問の意図を尋ねると，「もう座ってもよさそうだから」と言い，午後には担当医に確認して患者を車椅子

に移そうと思っていると話した。また，「寝かせれば楽だけどね。寝かせたくないんですよね。はっきりしてきたから」と，日中は鎮静薬を使用しないつもりだと話した。

　最初の訪室時，Qさんは鎮静薬の影響でぼんやりしている患者の抑制帯をすべて外し，患者の手を握り，「起き上がらないで，横を向くだけでいられます？　約束ね。いいですか？」と声をかけて病室を出た。氷水と蒸しタオルを準備して病室に戻ると，患者は臥床していたが，額に乗せていた保冷枕が床に落ちていた。Qさんは「起き上がったんでしょうね」と言って笑った。

　昼近くになり鎮静薬が切れてくると，患者はベッド上に座り込んでしまった。Qさんは患者を臥床させ，体幹だけを抑制し，車椅子移乗の許可をもらおうと担当医に連絡した。しかし，担当医は午後から不在であった。Qさんは，「がっかり。今日は先生，ずっといるのかと思った。いつまでこんな状態で置いとくの？」と落胆した。

　病室に戻ると，患者は起き上がろうと体幹抑制を強く引っ張っていた。Qさんが「お通じ？」と尋ねると，患者は首を横に振った。「腰が痛いんですか？」と尋ねると，患者はうなずいた。Qさんが体幹抑制を外すと，患者はすぐに座位になった。Qさんは「座ると楽ですか？」と声をかけながら患者の背中をさすった。

　またQさんは，口腔清拭のために氷水に浸したスワブを口に入れたとき，患者がスワブを噛んで水を絞り出しているのに気づいた。「おいしい？」とQさんが尋ねると，患者はうなずいた。医師からは水分摂取禁の指示があったが，Qさんはガーゼに氷水を含ませ，「冷たいお水，はい」と言って患者に噛ませた。「おいしいですか？」とQさんが尋ねると，患者はうなずき，ガーゼから水を吸い出しながら飲んだ。Qさんは次にストローを使って氷水を少し飲ませてみた。患者は一瞬置いてむせこみ，Qさんは「やっぱりむせちゃったか」と言って，すぐに口腔と気管切開部を吸引した。

自分にできる境界の線引き

　Qさんは，日中は鎮静薬を投与せず，体幹と上肢の抑制を外し，患者がベッド上で座位になるのを認め，水も少し飲ませてみた。これらはすべて前日までの看護師は行わなかった行為で，Qさん以外の看護師が受けもっていたら，この日も前日と同じだったかもしれない。医師の「床上安静」の指示を守るには，鎮静薬を投与し，身体を抑制するしか方法がなかったからである。しかし，Qさんも，「床上安静」という医師の指示は強く意識していた。彼女にとって，短時間のベッド上の座位を認めることが，看護師である自分にできることの限界であった。一方で，臨時指示である鎮静薬を投与しないことや抑制を外すことは，看護師である自分に認められた裁量範囲として迷わず選択していた。Qさんは，ほかの看護師とは違う境界線ではあったが，やはり看護師としてどこまでを行い，どこからは行わないかを慎重に線引きしていたのである。

　Qさんに患者の状態をどう捉えているかを尋ねると，彼女は，点滴から内服薬に切り替えて離床を進めたほうが患者の回復にとってよいと考えていると答えた。しかし，医師に薬や安静度に関する意見を述べることは，看護師としての権限を超えることだとも話した。Qさんは後輩看護師に「私から先生に言ったほうがいいのかな？　こうしてはどうですかって。どうしたらいいか，私にはわからない」と打ち明けていたが，医師には一度「ベッドを少し上げていっても？」と尋ねただけで，その意見が否定されると，それ以上自分の考えを伝えることはなかった。

　熟達した看護師が自分にできることの境界を線引きし，医師に自分の考えを伝え話し合うことを避けた結果，医師の指示を逸脱することになったことを不合理に思う方もいるかもしれない。しかし，看護師個人の問題として扱うのは適切ではない。「組織ルーティンからの時折の離脱」は，その病棟における各職種の役割や関係，無数の暗黙の決まりごとといった文脈のなかで起きるものであり，その病棟の矛盾の象徴とし

て表れていると捉えるべきである。

微妙な逸脱がもたらすアウトカム

　Qさんに各行為の意図や理由を尋ねても，「当たり前のこと」「普通でしょ」「だって大丈夫だと思ったから」という返事ばかりで，彼女自身は各行為を危険なものとも卓越したものとも認識していなかった。実際にその日，患者に特別な変化はなかった。抑制を外していた間も，患者がベッドから転落することも気管カニューレを抜去することもなかった。座位になっても血圧が下がることはなく，水にむせてもその後，肺炎を起こすことはなかった。何もなかったこと自体が，Qさんの判断が適切であったことを示しているといえる。

　患者の様子をみながら医師の指示を微妙に逸脱する行為が，時に患者のアウトカムを左右することについて，別の病院の看護師の話を紹介したい。彼女が勤務していたICUでは，高齢患者がせん妄のために鎮静薬を投与され，呼吸不全や肺炎を併発し，やがて挿管が必要となって，さらなる合併症を招くことが少なくなかった。彼女は，熟練看護師の柔軟な対応が患者のせん妄を予防し，その後の一連の合併症を回避していることについて，以下のように述べた。

「経験を重ねた人たちで患者さんをみていると，確実に不穏（せん妄）は減る。本当にそうなんですよ。うまい人がみているとあまり不穏にならないんですね。なってもあまりひどくならない。医師からの指示があっても，この器械を絶対に着けなきゃいけないとかそういう解釈じゃなくって，『着けられないときは仕方ないんじゃない』とか言って外したりする余裕が，患者さんの負担を減らしていて。……中略……（ある高齢患者を）その人（ベテラン看護師）がみてくれたんです。若い看護師だったら，医師の指示どおりにあれこれやって，そのうち，いつもみたいに患者が不穏になったと思うんで

すけど，うまいことみてくれて。その人が，様子みていいところは手をかけ過ぎず，『たぶん大丈夫』って，状況を見極めてやってくれたことで，その一晩乗り切れて。その後も何日か乗り切れて。結局，医師はそんなに苦労しなかったんですけど，看護師は相当苦労した。その人を生かして帰すのに」

　患者の身体抑制は，医師の指示のもと，医療チームのカンファレンスで必要性を検討し，患者や家族の同意を得て実施されるものであり，看護師個人が中止や実施を判断するものではないことは，私も承知している。組織ルーティンから逸脱する行動は，患者によりよい結果がもたらされる可能性にかけて，安全と一定の質を保証する組織ルーティンの恩恵を享受しない選択であり，倫理的な問題をはらむ。しかし，高度な判断ができる看護師が存在し，逸脱が患者を救うことがあるのだとしたら，私たちはこの逸脱とどう向き合っていけばよいのだろう。

逸脱を可能にした「そこを超える行動力」

　「組織ルーティンを超える行動化」が看護師に鮮明に記憶されているのに対し，「組織ルーティンからの時折の離脱」は，今の自分が「昔はしなかった」ことをしているという認識はあっても，変化した時期やきっかけを記憶していないことが多かった。そのため，「組織ルーティンを超える行動化」はしても，組織ルーティンからの逸脱はしない看護師と比較しながら，「組織ルーティンからの時折の離脱」を可能にした要因を探った。

　「組織ルーティンからの時折の離脱」は，経験が長い看護師の一部にしかみられなかった。経験の長さは重要な要因だが，それだけでは十分でないと考えられた。「組織ルーティンを超える行動化」で紹介したDさんは，「2,3年の経験があるナースだったらわかるっていうレベルの判断は多くある」が，組織ルーティンを逸脱するには「そこを超える行

動力」が必要なのだと話した。実際に新人看護師は不要だと思いながらも肝性脳症の徴候であるフラッピング（羽ばたき振戦）を観察していた。何かを感じとって判断できるかよりも，その判断に従って行動できるかが，組織ルーティンからの時折の離脱を可能にする鍵となるようだ。だから，時折の離脱には，「患者にとってよいこと」への強いコミットメントと根本的な自信，「結果を引き受けられるという見通し」があることが必要だと思われた。

●「患者にとってよいこと」へのコミットメントと根本的な自信

　「組織ルーティンからの時折の離脱」は，仕事を早く終わらせるためや手を抜くために手順を逸脱した事例ではなく，よりよい実践をしたいという思いが根底にある事例を集めたものである。

　医師の指示から逸脱しながら脳出血後の患者をみていたQさんは，行動の意図を尋ねるたび，「だって，こうしたほうが患者さんにとっていいじゃない」「患者さんによくなってほしいじゃない」と答えた。

　彼女は，「患者さんの気持ちを尊重したいから」「患者さんを大事にしたいから」とも言い，患者が自宅で行っている方法で洗面を介助するなど，「組織ルーティンを超える行動化」も頻繁に観察された。「患者にとってよいこと」をしたいという思いが一貫して根底にあること，そしてこれまでに「組織ルーティンを超える行動化」の結果を繰り返し確認し，自分の行動選択に根本的な自信を育んできたことが，「組織ルーティンからの時折の離脱」を可能にしたと思われた。

●結果を引き受けられるという見通し

　組織ルーティンから逸脱する行動は，組織ルールを守りながら行う「組織ルーティンを超える行動化」よりも周囲の承認を得にくく，医師の指示からの逸脱にはリスクも伴う。自分が組織ルーティンから逸脱した場合に患者や周囲，自分に起きることを予測し，その結果を引き受けられるという見通しをもてることが，「組織ルーティンからの時折の離

脱」を可能にするようだった。以下のように3つの見通しがあった。

(1) 患者の反応の見通し

　患者の抑制を外したQさんに，患者が約束どおり寝たままでいると思うか尋ねると，「起きちゃうんだよね」と答えた。Qさんは，患者がベッド上に起き上がることを予測し，それでも問題は生じないだろうと判断していたのだ。Qさんは病室に戻って床に落ちている保冷枕を見ても，「起き上がったんでしょうね」と笑っただけで，バイタルサインを確認することもなかった。

　Qさんは，担当の神経内科医は「慎重すぎ」て安静度を制限しているが，患者は車椅子に移れる状態であり，医師の指示を守るために鎮静薬を使って体幹抑制を続けるよりも，ベッド上の座位を認めるほうが回復によいと思うと話した。Qさんは，病棟に来た脳神経外科医に，「脳神経外科の患者さんなら，この病状だともう起きてる？」と尋ねたりもしていた。その脳神経外科医が「車椅子に乗っているかも」と答えるのを聞き，Qさんは自分の判断への自信を深めていた。

　Qさんが飲水禁止の患者に少量の水を飲ませ，患者がむせた場面があったが，彼女はそのとき，「やっぱりむせちゃったか」とつぶやき，速やかに吸引していた。彼女は患者には嚥下障害があり，水でむせる可能性があることを予測し，たとえむせても，吸引で対応できると判断していたといえる。

　このように，組織ルーティンから逸脱する行動をとるときは，そのほうが患者によい結果をもたらす可能性があり，問題が起きる可能性は少なく，たとえ問題が起きても自分で対処できるという見通しをもっていた。

(2) 時間の見通し

　「予定がずれる」という認識から「自分が予定を変更する」に変わったOさんは，ふだん無口な患者が話し始めたときに次の入浴介助の予

定を見送ることにしたり，感染症で隔離が必要になった患者に対応するために検温の時間を変更したりすることに積極的な意味を見いだしていた(→ p137)。Oさんは，より優先度が高いと思うことのために，別の予定を変更することがあっても大きな問題は生じないと判断し，時間の遅れも挽回できるという見通しをもっていた。

> Oさん：奥さんに話す時間が何分くらいかかり，検温に何分くらいかかるか，検温にしても，こことここさえ聞けば，あとは患者さんに特別な事情がない限り，この辺で切り上げられるぞっていう計算ができる。

このように，時間の見通しをもてることは予定を積極的に変更することを可能にしていた。

(3) 周囲の反応の見通し

10年目のある看護師は，不要だと思うことでもみんながやっているとしないでいることができない，つまり，組織ルーティンから逸脱する行動はできないと話した。彼女は，「他の看護師が自分をどうみているのかは結構気になります。『仕事は遅いけど，きっちりやってるね』って評価されたくて」と話した。一方，組織ルーティンから逸脱していたQさんは，周囲の評価を気にしていないようにみえた。例えば，Qさんが医師の指示に反して患者に水を飲ませた判断は，患者がむせたことで間違っていたといえたが，Qさんは他の看護師に「一瞬ストローで吸ってもらったけど，ダメですね」と自らの行為とその結果をためらわずに伝えていた。この病棟で長く勤務していたQさんは，このことで他の看護師が自分への評価を下げたり非難したりすることはなく，自分が伝えることで，嚥下障害の状態について情報共有できると考えていた。

周囲の看護師に許容されるという見通し，あるいは，周囲の看護師か

らの評価を気にしすぎないことも,「組織ルーティンからの時折の離脱」を可能にすると考えられた。

幅広い選択肢からの自由な選択

さて,「組織ルーティンからの時折の離脱」では,組織ルールの拘束力が弱まり,組織ルーティンを超える実践も日常的になっているため,組織ルールと固有ルールの対立はほとんど意識されず,選択に葛藤を感じることも少なくなっていた。組織ルール,固有ルールの区別を気にすることなく,「しない」ことも含む広い選択肢から,そのときその場で自分が最もよいと思う行動を自由に選択できる状態にあった。選択した行動が組織ルーティンのこともあれば,組織ルーティンから逸脱する行為のこともあったが,いずれの場合も自分が主体的に選択したと感じていた。

例えば,経験14年のRさんは,患者にとって何がよいのかを迷うことはあっても,よいと思ったことを実行することについては迷わなくなったと話した。

> Rさん:ああしなきゃ,こうしなきゃっていうように追われている感じは全然ないですね。どちらかというと自己中心的なので,そういう意味では楽なんだと思います。患者さんを中心にって思って,思ったとおりに行動するところが自己中心的なんだと。そういう意味での自己中心的。自分がやりたいとか大事にしたいって思っていることを優先させるっていうことですね。

図3-8は,「組織ルーティンからの時折の離脱」の状態をイメージしたものである。色の部分は「実践のレパートリー」,すなわち当該看護師によって実行されうるルール(存在を認識し習得できた組織ルールと,無効化されていない固有ルール)を表す。「組織ルーティンからの時

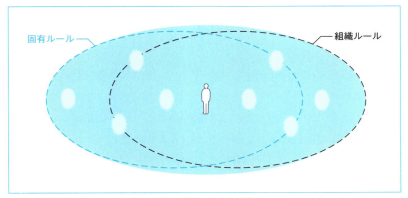

図3-8 「組織ルーティンからの時折の離脱」のイメージ

折の離脱」では，組織ルーティンを超える実践が日常的になっているため，組織ルール，固有ルールの対立はほとんど意識されず，看護師である自分が選択可能な大きなルールの集合体となっている。色のうすくなっている部分は，状況により，ルールの拘束力が弱まり，選択しない自由もあることを表している。

　「組織ルーティンの学習」を終えた段階で安定した看護師が，組織ルーティンの範囲内でドレイファスモデルの第4段階（中堅），すなわち，直観や暗黙知を含む実践知を用いながら半ば自動的に問題に対処できる状態になるのに対し，「組織ルーティンからの時折の離脱」を実現した看護師は，組織ルーティンを超える大きな範囲で，この第4段階に達しているといえた。

自分にできることの境界と倫理的課題

　しかし，留意しなければならないのは，組織ルーティンは，その組織のさまざまな要素の影響を受けながら淘汰されてきた極めて優れた実践知であり[11]，逸脱にはリスクが伴う点である。確かに，ルーティンは別の可能性を検討し最適解を得ることを阻害し，「時折の部分最適」にと

どまる性質がある[12]。しかし，組織ルーティンにより，患者の安全やケアの水準が保たれ，看護師間の業務分担や他部門との連携が円滑に進み，職員間や時間帯，各日のタスク量が調整されているのも事実である。

「組織ルーティンからの時折の離脱」は，最適解を得られる可能性にかけて組織ルーティンの恩恵を享受しない選択であり，慎重な判断が求められる。そのため，その病棟での勤務年数の長い，組織のルーティンを熟知した看護師にのみ，この変化がみられたのだろう。

Qさんは優れた判断と行動力をもっていたが，医師が判断すべき部分に看護師である自分が意見を述べるのは越権行為だと考えており，医師に自分の考えを伝え，見解の違いについて医師と話し合うことはなかった。そのことが結果的に，医師の指示から逸脱する行為を招いていた。「組織ルーティンからの時折の離脱」を実現した看護師のキャリア発達を支援するとしたら，その看護師自身が線引きした，自分にできることとできないことの境界をもう一度見つめ直すプログラムが有効かもしれない。しかし，看護師が実践できることの境界は変わりうる。熟達した看護師の境界については，看護師個人だけでなく，施設全体や看護界全体で考えていく必要があるのだろう。

新しいルールと意味の創出

「新しいルールと意味の創出」とは

　これまでに紹介した，「組織ルーティンの学習」「組織ルーティンを超える行動化」「組織ルーティンからの時折の離脱」の3つは，実践のレパートリーを増やす変化であった。これら3つの変化では，組織ルーティン，固有ルール，自らの実践，自らの判断のいずれかが不調和の状態にあることが変化の起点となっていた。

　「組織ルーティンの学習」は組織ルーティンと自らの実践のギャップを埋めようとする変化であり，「組織ルーティンを超える行動化」は固有ルールと自らの実践のギャップを埋めようとする変化であった。「組織ルーティンからの時折の離脱」は自らの判断と組織ルーティンが食い違うときに，組織ルーティンを逸脱して自分の判断に従って実践する変化であった。いずれも不調和が解消されたところで実践スタイルが安定した。

　一方，「新しいルールと意味の創出」は，実践を再定義したり，拡張・深化させていく変化である。実践スタイルが安定していた看護師が，何らかのきっかけで，「看護とは何か」「自分の役割は何か」という問いによって，それまで当たり前のものとして受け入れていた組織ルールや固有ルールを問い直し，組織ルールにも固有ルールにもなかった新たな実践を行ったり，すでに行っている実践に新たな意味を見いだしたりするようになった。この変化によって，看護師は，自分自身や組織がもつ価値観や知識，実践は絶対的なものではないことを自覚し，別の価値観や知識，実践を受け入れる準備ができた状態，すなわち，「揺らぐ

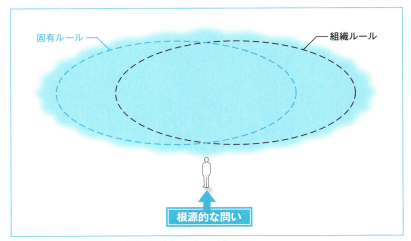

図 3-9 「新しいルールと意味の創出」のイメージ

余地を残した安定」に至っていた。

　図 3-9 は,「新しいルールと意味の創出」のイメージを示している。色の領域は実践可能なルール,すなわち,実践のレパートリーを表している。それまでの 3 つの変化では,看護師は組織ルールと固有ルールの集合体のなかに身を置いていたのに対し,この状態の看護師は,これらのルールを外から眺めることができる。「看護とは何か」「自分の役割は何か」といった根源的な問いによって組織ルールや固有ルールを問い直すことが行われる。実践のレパートリーの境界が波打っているのは,実践のレパートリーの境界が見直され変化可能であることを表す。色が均一でないのは,ルールに多様な意味を見いだしており,ときに重要になったり,ときに無視できたりと,ルールの意味合いが状況により変化することを表している。

　「新しいルールと意味の創出」では,「境界の問い直し」と「意味の深化」の 2 つの変化が起きていた。以下でそれぞれについて説明する。

境界の問い直し

●広がりへの気づき

　病棟で目立った問題もなく日々対処していることを，あらためて見直す機会は少ない。しかし何らかのきっかけで，疑問をもたずに日常的に繰り返している方法が必ずしもよいとはいえないこと，他にも方法があることに気づくことがあった。

　4年目のSさんは，他の医療機関で働く友人から差し込み便器を使って患者の陰部洗浄を行っていると聞いたとき，「すごくショックを受けた」という。些細なことのようでも，彼女にとっては，それまでまったく疑問をもたなかった当たり前が揺らぎ始めた出来事であり，ショック体験として記憶された。

> Sさん：ショックでしたね。最初，陰部洗浄の話だったんですよ。私たちはおむつを敷いてやることが多いんですね。ほかの病院の友人から，「うちは差し込み便器でやってるよ。そのほうが水がジャーって流れて，オムツにしみ込む気持ち悪さがないじゃない」って言われて，すごくショックで。そっか，そう言われればそうだなって思ったことが最初でしたね。

　Sさんはそれを機に，陰部洗浄以外のケアについても，もっとよい方法があるのではないかと考えるようになったという。ちょうどそのころ，他の病棟から異動してきた看護師が文献を調べる習慣があり，Sさんもそれを見習って文献を調べながら，ケアの方法を見直し，試してみるようになったと話した。

> Sさん：それまでは，今までやってきた方法で済んじゃうから，それでいいって思っていた。病棟や先輩のやり方ってありますよね。それを教えられて育ってきたんですけど，それだけじゃない，ほか

にももっといい方法があるって思えるようになった。先輩には悪いけど，もっといい方法があるなら，そっちをやってみようかなって。

●自分の責任や役割の範囲を見直す

「境界の問い直し」には，Sさんのように，組織ルーティンとは別の方法が存在すると気づく変化だけでなく，自分自身や看護の責任や役割の範囲を見直すという変化もあった。

13年目のTさんは，ある女性患者のことが「後悔」として強く記憶されていると話した。その患者はうつ状態で，Tさんたちは精神科医の指示で，刺激を与えないよう寝かせたままにしていた。ところが，患者のうつ状態が回復したとき，膝関節や手指が拘縮してしまっていたという。周囲の看護師は，医師の指示があったのだから仕方がないと受け止めたようだが，Tさんは，「取り返しのつかない結果を招いてしまった」「（拘縮予防を）やるべきだった」と強く後悔したそうだ。

> Tさん：主婦の方なんですけど，病状が改善しても，こういう状態だと家に帰っても家事ができない。今は刺激したくないっていう先生たちの考えもあったんですけど，結局，拘縮が残ってしまうと，その人のその後の人生が……。もしちゃんと拘縮予防をしていたら違ったんじゃないかなって。私たちができることで，その人の今後が変わってしまうのであれば，やっぱりしっかりやるべきだったかなって。

Tさんはこの経験の後，自分にできることは何かと問い続け，さまざまな文献を読んだり研修を受けたりするようになった。

「組織ルーティンを超える行動化」の事例として，気がかりを医師に強く訴えるようになったDさんを紹介したが，Dさんも，最初からそのように行動していたわけではなかった。DさんはICUで，せん妄の

ために鎮静薬を使用している患者が呼吸器合併症で死亡するのをみても，しばらくは，「そういうものなんだ」「仕方がない」と受け止めていたそうだ。しかし，ある医師の「やりたいことを徹底的に突き詰める」姿勢に衝撃を受け，それまでの自分を「甘ったれていた」と反省し，「私たちには何もできないって思っていたことを，何とかしてみようっていう気になった」という。そして，あるとき，せん妄で強い鎮静薬を投与されていた高齢患者について，「このままじゃ絶対に挿管になるから，何とかしなきゃ」と決心し，周囲の看護師にも了解を求めたうえで，医師に鎮静薬の中止を求めることにした。医師に対して，「どんなに暴れても私がみるから（中略）（薬を）切ってくれって，すごい交渉」をして，ようやく鎮静薬を中止する指示をもらった，Dさんは，鎮静薬が切れて覚醒し，せん妄で暴れる患者に対して，BiPAP（非侵襲的二相式ベンチレーター）を付けたり外したりしながら日中付き合った。そして，患者の家族に，「このひと晩を乗り越えれば絶対に変わるから，このひと晩が鍵なんです」と説明して，夜間付き添ってもらったという。患者は，家族が付き添ったことでそれ以上せん妄が悪化することなくひと晩過ごすことができ，「本人の素の状態」が戻ってきたという。この患者は，「ちょうど治療的に利尿が促進され始めて心不全がよくなるというのがみえてきたところだったので，そこを乗り切ったことで，もう挿管とか，鎮静薬とかはいらなくなった」そうで，「先生（医師）がどうしようって頭を痛めていた人（患者）が，そのまますんなり帰ることができた」。

　Dさんにとって，この体験は強く記憶に残り，それ以降，以下のとおり，自分の可能性や看護の可能性を「線引きしないで最善を尽くす」ことを意識するようになったという。

> Dさん：可能性を自分で線引きしないで，超えているかもしれないけど，やってみなきゃわからないじゃないっていう気持ち。どうしようもない現状とか，どうしようもない病状って思えても，その

なかで最大限を得るために，私は何をするべきかっていうのを考えるようになりました。

　Dさんは，最善を尽くすために，他の看護師に根回しをして巻き込んだり，医師を説得したり，時には家族から協力を得るために働きかけたりするようになり，「そういう采配がナースの醍醐味」だと思うようになった。

　このように，「境界の問い直し」によって，組織ルールはもちろん，それまでその看護師がもっていた固有ルールにもなかった，新しい価値や知識，実践がもたらされるようになった。そうだとしたら，この変化は，キャリア発達としても，組織にとっても，非常に大きな意味をもつのではないだろうか。

意味の深化

　次に，「新しいルールと意味の創出」で起きるもう1つの変化，「意味の深化」を紹介したい。前述したとおり，この研究は，私が「看護過程」をテーマに複数の病院でフィールドワークを行っていた際に，ほかの看護師と比べて突き抜けた柔軟さをもち，心から楽しんで仕事をしている何人かの看護師に出会い，どうすれば彼女たちのようになれるのか，その過程を知りたいと考えたことが発端となった。7年目の看護師Uさんは，「突き抜けた柔軟さ」と「心から楽しんで仕事をしている」ことを感じさせた看護師の一人である。Uさんを観察していたときのことを紹介したい。

● 日常的行為にあらためて意味を見いだす

　Uさんは，寝たきりの患者に声をかけながら優美な手技でおむつ交換や体位変換，洗面介助を行っていた。私が看護の手技を「美しい」と思ったのは，このときが初めてであった。彼女の手技は丁寧で的確で無

駄がなく，指先にまで心がこもっているように見えた。彼女自身にも患者の身体にも負担が少ないことが見てとれた。そして私には，Uさんがこれらの行為を楽しんでいるようにみえた。Uさんは，あるときから日常的に繰り返している当たり前の行為に「意味がある」「それが看護だ」と思えるように変わったと言い，以前と比べて「看護が楽しく，楽になった。面白いと思えるようになった」と話した。

> Uさん：就職した当時は，何で私は排泄のケアばっかりしているんだろう……とか，そういう感覚にすごく襲われたことがあった。でも今は，髭剃りをしたり，歯磨きしたり，トイレに行きたいっていう人を夜中でも，30分ごとでもトイレに連れて行ったりすることに意味がある，それが看護だなって思える。

● **多様な会話を使い分ける**

Uさんを観察していると，患者との会話にもほかの看護師と異なる特徴があった。看護師が患者を知ろうとする姿勢には，「気配りモード(considerate mode)」「専門職モード(professional mode)」「聞き部モード(narrative listener mode)」の3種類あり，多くの看護師は「専門職モード」で患者と接し[22,23]，以下に述べるように「看護の手段としての会話」をしていた。しかし，Uさんは「気配りモード」「専門職モード」「聞き部モード」を自然に切り替え，さらには，手段ではなく人間同士のつきあいとして，自らのことや雑談を語ることもあった。

(1) 看護の手段としての会話

フィールドワーク中，患者と話すことを「情報をとる」と表現する看護師に少なからず出会った。その一人であるVさんは，患者の話を聞く際は，看護師としてその情報の意味を判断しながら聞くことが重要であり，また，精神的援助をしていると意識しながら患者の話を聞くこと

が大切だと述べた。

Vさん：聞いているだけじゃなくって，聞いている情報をナースとして判断するというか，プロフェッショナルとして判断するというか。共感するにしても，ナースとして，プロフェッショナルとして，共感してあげることがこの人の精神的援助になるって知っていて共感しているか。

Vさんは，先輩看護師は「情報をうまくとってきている」といい，尊敬する先輩は，「知りたい情報を一方的に聞くのではなく，自然に会話を流して，患者さんが『自分の話を聞いてくれている』っていう意識をもてるような聞き方をしている」と話した。

自然に会話しながら患者の生活や家庭環境，経済面，価値観，思いなど看護に活かせる情報を得る技術は，看護師の重要なコミュニケーション能力だといえるだろう。10年目のWさんは，そのコミュニケーション能力をもつ看護師であった。彼女は，「意図をもったコミュニケーションが看護だと思う」と言い，「意味のある話」を聞くために会話の流れを導くことが「看護師の力量」だと述べた。

Wさん（10年目）：患者さんが「旅行に行ったのよ」って話すのをただ聞くのは，話はしているけど，それは何の意味ももたない。時間の無駄。「旅行することが自分にとっての楽しみで，病気になってそれができなくなったことで生きがいをなくしちゃったのよ」とか，「夫と旅行した思い出が私の支えなの」とか，そういう会話であれば，その人の大事にしているものを聞いているから意味のあることだと思う。話をどっちにもっていくかは看護師の力量。看護師が聞こうと思っていなければ，意味のある話は聞けないと思う。

このように，患者と会話する際に，看護に活かせる情報を得るという

目的や，患者の精神面を支えるという目的を意識すること，すなわち，「専門職モード」で，看護の大切な手段として患者の話を聞くことは，看護師に共通して観察された。

(2) 患者が話したい話を聞く

「患者の話を聞く」といっても，看護師が必要だと思うことについて話を聞くことと，患者が話したい話を聞くことは異なる。Wさんに前述のインタビューをしてから6年後，再び話を聞く機会があった。Wさんは，この6年の間に「患者が話したい話を聞く」ことを意識して行うように変わったのだと話した。

> **Wさん(16年目)**：(以前の)私は聞くことだけ聞いて，あとは自分の仕事をしていたけれど，患者さんの話を聞いて，少しでも患者さんと接点をもちたいという働き方に変わった。患者さんが気にかけていることについてすぐに返事をしたり，話を聞いてほしいと思って話すのを聞いていると，業務は後回しにならざるを得ない。でも，今の働き方のほうが看護師としていいと思う。別に患者さんとの話に時間を割こうと思っているわけではなくて，患者さんの望むようにしていると，そんなにはパッと切れないですよね。昔はそこで切れていたんでしょうね。気遣いや優しさ，配慮が，今より少なかったように思う。

Wさんは，10年目の時点でも患者の話をよく聞いていた。しかし，看護師として必要だと思うことに限られていたという。16年目になって，患者が話したい話も大切に聞くようになったWさんは，「専門職モード」だけでなく，患者の立場に自分を重ねる「気配りモード」でも患者と接するようになったのだろう。そのため，自分でも「働き方がすごく変わった」と感じていると思われた。

(3)「すとんと落とすように」聞く

「看護の手段としての会話」で紹介したとおり，看護師は通常，「専門職モード」で，看護師としての視点から解釈したり判断したりしながら患者の話を聞いている。17年目の看護師Xさんは，ときと場合に応じて，看護に活かさねば，患者の話を聞いて対応せねばという意識を脇に置いて，患者の話を「ただ，すとんと落とすように聞く」こともできるように変わったという。この「聞き部モード」をとれるようになった後，Xさんはそれまでの自分が「患者の話を聞いているようで聞いていなかった」ことに気づいたという。Xさんは，他の看護師が「難しい人」と形容する患者だって，聞き部モードで，「本当の意味で話を聞けば，何も難しくない。話をきちんと聞くだけで患者が変わる」のだと話した。

しかし，「聞き部モード」をとるのは看護師にとって容易ではない。すぐに「専門職モード」に切り替わってしまうからである。10年目の看護師Yさんは，看護師としての解釈を加えずに，患者の話をただ聞くことがいかに難しいかを以下のように説明した。

> Yさん：看護師の視点オンリーというか，雑談ができなくなってしまった自分がいる。趣味の話でも，そこから何か引き出そうという考えがどっかに浮かんじゃう。何か入院生活に活かせないかなって……。「絵を描いていたんです」とか「日記を書いていたんです」とか言われたら，普通に聞こうと思えば「いいですねぇ，私も描いていたんですよ」とパッと言えるんだけど，看護の視点で何か活かそうと，どうしてもそういうところに頭がパッと傾く自分がいて。何か活かせないかなぁとか，日記を書いていたんだったら丸とか色塗りぐらいはできるかなと思ったり。

(4)「何でもない話」をする

さて，私がUさんを観察していて，他の看護師との大きな違いを感

じたのは，Uさんが神経疾患で長期間人工呼吸器を装着している患者に，自分が休暇中にダイビングへ行った話をした場面である。患者から尋ねられた場合を除き，看護師自らが自分の休暇の話をすることは極めて珍しかった。Uさんは，海の透明度やその日出会った魚のことを患者に話した。患者は発声できないので，目で合図しながらUさんの話を聞いていた。私は後で，患者にこの会話をどう感じていたかを尋ねた。患者は文字ボードを用いて，「今は病気とか深刻な話をするより，冗談を言って楽しく過ごしたい。Uさんは自分の気持ちをわかってくれている」と答えた。患者は，この会話を日常生活の一部として楽しんだようだった。Uさんに話を聞くと，彼女も以前は看護師という立場を意識し，患者との会話を情報収集や援助の場として常に意識していたという。しかし最近では，ほかの患者に対しても「何でもない話をしよう」と思うことがあると話した。

Uさん：以前は本音と建前で分けていた。患者さんと看護師だから，この場ではこういう話を聞くべきとか，そういうふうに決めつけていた。こんなふうにやらなくちゃいけないとか，患者さんの気持ちを聞くのが当然とか思っていた。でも今は，今日はちょっと表情が暗いから声をかけたほうがいいなとか，直接「心配そうですね」とか言わなくても，あ，今日はこの人には何でもない話をしよう，病気以外の話をしよう，と思うことがある。昔は病気とか，そういうこと以外のことを話すのが無駄だと思っていたんだよね。

Uさんは，「結局入院って，その人の長い人生のなかで，ほんの一部分でしかないことが本当にわかった」と話した。常に看護師としての立場からかかわっていたときと比べて，今ここにいる患者を，人生という広がりをもった存在として，実感をもって認識できるようになったという。

「何でもない話」ができても，「看護の手段としての会話」ができなけ

れば，看護師とはいえないだろう．しかし，利用できるモードの多さや患者との会話の多様さは，患者という一人の人間の見え方の広がりにつながっているようであった．

絶対の正しさを求めない等身大の自信

「新しいルールと意味の創出」を経験した看護師らは共通して，「昔より楽になった」「看護が楽しくなった」と話し，仕事を心から楽しんでいるようにみえた．その"楽さ"と"楽しさ"，そして彼女らに共通していた"柔軟性"は，何によってもたらされたのだろうか．

「新しいルールと意味の創出」を経験した看護師は，「自信がある部分とない部分を自分で理解できているかな」というように，過大でも過小でもない等身大の自信を有しているという特徴があった．また，自分の判断を信じて行動するだけの自信はもっているが，その判断が正しいかどうかにはこだわりがなかった．そのため，自身の判断を修正することにもためらいがなかった．

例えば，自分にできることの境界を問い直し，患者に最善を尽くすことを考えるようになった例として紹介したDさん（→p124）は，「ある意味自信をもって自分の感性を信じなければ，主張できない」と，自分の感性を信じていると話した．しかし，その一方で，自分の感性が正しいと思っているわけではなかった．むしろDさんは以下のように「(すべて正しいかといったら) 絶対にそうじゃないっていう自信がある」と話した．

> Dさん：全部正しい判断ができるかって言ったら，絶対にそうじゃないっていう自信があるので．医師だって迷っているって．……中略……私たち全員が正しい判断ができるわけじゃなくて，自分はこういうミスをおかしやすいとか，自分のキャパシティがこれだけしかないとか，そういうことをわかって，あと，他人もそうだって自覚した．

患者の話の聞き方が変化したWさんも，以前は「自分が正しい」と思っていたが，次第に自分が正しいかどうかにはこだわらなくなり，「私がいちばん正しいわけじゃなくて，本当に考え方ってばらばらなんだと気づいた」という．

> Wさん：私は割と自分が正しいって思っていたから．そこが変わったかな．今も自信にあふれてはいるけれど，でも，昔は，私の意見がみんなの心にいちばん響いて，その子（後輩看護師）が参考にしてくれるっていう思いがあった．今は，カンファレンスの場でも，私の言っていることは4人の意見のうちの1つであって，参考にするのはほかの看護師の意見かもしれない．それが個々人の心に響いたことなんだって思うようになったかな．

　「何でもない話」ができるようになったUさんも，自分の自信の変化について，「以前は変に自信があった．卒後何年目かのときは，自分のやっている看護に，"できている"っていうような印象をもっていた．でも，それはただの思い上がりだったなって，最近思うようになった」と話した．Uさんは，自分がさまざまなことを考慮して合理的に判断したとしても，それは絶対ではなく，ほかの可能性があることを常に意識するように変わったという．

> Uさん：正しいことって1つじゃないし，そこで判断したことは，それがすべて，それがベストかっていうと，そうじゃないと思う．でも，以前は今考えたことがベスト，それ以外の方法はないって感じで，自分のなかで固まっていたところがあった．それが思い上がりなんだろうなって思う．

　Uさんは，絶対の正しさがないことに気づくと，自分の判断を「正しかった」，あるいは，「間違っていた」と評価することはなくなり，思

いどおりの結果が得られない場合でも，何らかの意味があると思うようになったそうだ。

> Uさん：以前は，例えば自分がいちばんよいと思うタイミングで（洗髪の）声をかけたのに断られたら，その判断は間違っていたと，結果をみて判断していたけれど，今はそうじゃなくて，そこで声をかけて断られたとしても，そういうふうに声をかけたことに意味があると思う。洗髪をできなくても，そこで声をかけたことによって，患者さんは，「希望すればできる」「洗髪してもらえる」「今の状態でもベッドの上でできる」ってわかると思うから。だから，その時々の自分の判断が正しかったかどうかを決めつけなくなった気がする。

絶対の正しさを求めず，「等身大の自信」をもてるようになると，「できると思われたい気持ちはないことはないけど，つくってもぼろが出ちゃうし」というように，実力以上によくみせようとしなくなったという。よい結果を出すことを優先し，迷わずほかの看護師や他職種に支援を求め，チームの力を用いることも，「新しいルールと意味の創出」を経験した看護師の特徴としてみられた。

別次元の看護の楽しさ

　Wさんは，以前と比べて「看護が楽になったかもしれません。面白くなってきた，楽しくなってきた」と話した。Uさんも，「自分のやっている看護に"できている"っていうような印象」があったときよりも，今のほうが「看護が楽しくなった，楽になった，面白いと思えるようになった」という。
　またDさんは，今の楽しさと以前の楽しさを比べながら，以前は患者からの感謝や信頼など「与えられること」から満足を得ていたが，働

き方が変わった今は，患者からの感謝や信頼は直接の目標ではなくなったと話した。

> Dさん：そのときも"楽しい"とは思っていた。以前は，患者さんのなりゆきについては，それはそれでしょうがないっていう見方がきっとありましたね。まだまだ浅くって，患者さんの訴えを聞けたとか，力になってあげられたとか，そばにいたとか，そういうことだけで満足が得られていた。患者さんに信頼してもらえたとか，家族が自分のことを忘れず覚えてくれているとか，与えられることだけに満足していたころだと思う。そういう，感謝してもらえるとか，信頼してもらえるとかに。

Dさんは，患者に「最大限の結果」をもたらすことに真剣に取り組み，あらゆる手を尽くすようになり，看護の力で患者の予後が変わることを実感したという。だからこそ，「やみつき。やりがいが全然違う」と以前とは別次元の大きなやりがいを感じるようになったのだと話した。

> Dさん：「私はあなたのために，絶対にあなたの損にならないようにします」って言えるぐらいのものをもっている。……中略……そのぐらい強く患者さんにアピールできるだけの，そして，とことんまで付き合うぐらいの気持ちをもっている。そのぐらい，何か自分のなかに真剣味がある。……中略……ナースの力量で，こうも患者の予後は違うものかって。医者が治してナースは日々の世話をするっていうんじゃなくて，自分たちも治しているぐらいの気持ち。もう，やみつき。やりがいが全然違うようになって。ずっと（看護の仕事を）続けてもいいなって思うようになった。

このように，「新しいルールと意味の創出」を経験している看護師

は，それまで感じていたよりもずっと高い水準で看護の楽しさを感じていた。その別次元ともいえる看護の楽しさを味わっているから，私の目からみても，際立って楽しそうに働く姿として認識できたのだろう。

揺らぐ余地を残した安定

　「組織ルーティンの学習」「組織ルーティンを超える行動化」「組織ルーティンからの時折の離脱」の３つの変化では，自分が守りたいと思う「組織ルール」あるいは「固有ルール」に従った実践，あるいは，今，自分が必要だと思う実践を実行できるようになると，そこで実践スタイルが安定し，それ以上の変化は起きにくくなった。

　しかし，「新しいルールと意味の創出」を経験した看護師は，次の変化を起こしやすい状態を保っていた。というのも「境界の問い直し」を経験した看護師は，「ほかにもっといい方法があるって思える」「最大限を得るために，私は何をするべきかっていうのを考える」ようになり，当たり前と思っていることや仕方がないと見過ごしていることを見直し，新しい情報や実践を求める態度を身につけていた。また，「意味の深化」を経験した看護師は，日常的に繰り返している行為に改めて意味を見いだし，患者の反応をみることで，さらにその行為の意味を深めていた。加えて，多様な会話スタイルを通じて複眼的な視点で患者の人生に触れ，新しい価値観と出会うことで，いっそう多様な意味の世界への感度を高めていた。

　このように，「新しいルールと意味の創出」では，さらに新しいルールや意味を見いだす準備ができた状態，すなわち次の変化が起きやすい状態に至っていた。「揺らぐ余地を残した安定」といえばよいだろうか。

「しなやかさ」

　そのとき，その場の状況に応じて，幅広い選択肢から患者アウトカム

に資すると判断する行動を選択する「柔軟な実行力」と，自分や組織にとっての"当たり前"を見直し，新しい実践や意味をもたらす「柔軟な思考力」。「しなやかさ」は，この両方を有している看護師の特性である。「組織ルーティンを超える行動化」や「組織ルーティンからの時折の離脱」も熟達の表れであったが，それだけでは，「しなやかさ」に到達できないことがわかった。「しなやかさ」という熟達には，「新しいルールと意味の創出」が欠かせないのである。

　アージリスとショーンは，前提理論の価値観を変化させないまま戦略や仮説を変化させる「シングルループ学習」と，前提理論の価値観自体の変化も伴う「ダブルループ学習」とを区別した[24]。また波多野は，知識獲得の型は「累加」と「再構造化」に分けられ，「再構造化」は概念的変化ともいわれる知識の組み換えあるいは質的変化だと述べている[25]。

　「しなやか」な看護師らは，看護に対する根本的な信念を保っており，すべての前提理論を崩すという意味での「ダブルループ学習」あるいは「再構造化」をしていたとはいえない。しかし，看護とは何か，看護にできることは何かという根源的な問いから，組織や自分にとっての"当たり前（日常的な前提理論）"を問い直し，看護の役割を実践レベルで再定義し続けていた。このことが，「芯」と「柔軟さ」という一見相反する特性を併せもつ印象を与えたのだろう。

新しいルールと意味の創出をもたらしたもの

　患者，看護師双方に大きな幸せをもたらすこの熟達を，多くの看護師が経験できたらどんなによいだろう。しかし，「組織ルーティンを超える行動化」を経験した看護師でも，「新しいルールと意味の創出」を経験するのは，ごく一部に限られた。その理由を考えてみると，「新しいルールと意味の創出」の前提として，組織ルーティンを超えて行動する力をもっている必要があるが，「組織ルーティンを超える行動化」で強

化された固有ルールへの強い自信が「新しいルールと意味の創出」を妨げてしまうことが考えられた。

　波多野は，人間の知識は新しい情報を既有の枠組みと調和するように解釈する傾向があるため，再構造化はまれにしか起きないと指摘している[25]。「組織ルーティンを超える行動化」で固有の行動規範や価値規範への自信を深めた看護師は，新しい出来事を経験しても，自らの枠組みと合うように解釈してしまい，別の方法や意味が潜んでいることに気づきにくくなるのではないだろうか。

　だから，「組織ルーティンを超える行動化」を経験した看護師に対しては，「新しいルールと意味の創出」へと転換を促す意図的な働きかけが必要だといえる。「新しいルールと意味の創出」を経験した看護師の共通点を探ることで，働きかけのヒントを得られるのではないかと考えた。図3-10は，その結果をまとめたものである。

　共通点としては，過去に，「組織ルーティンを超える行動化」によって自分なりの実践スタイルを構築し，自分の看護に自信や誇りをもって

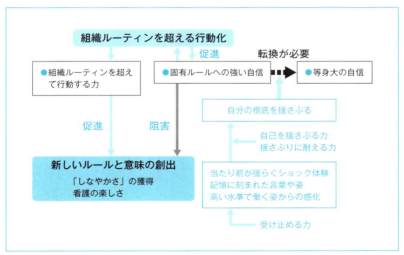

図3-10　「行動化」から「創出」への転換

いる時期，少なくとも疑問を感じない時期を経験したうえで，それまでの当たり前が揺らぐショック体験，あるいは，他者の言葉や姿が楔のように記憶に刻まれる経験をしていたことがあった。高い水準で働く他者の姿から感化されて変化につながった例もあった。

　しかし，同じ場面に遭遇してもすべての看護師が当たり前が揺らぐ体験として受け止めるわけではなく，当たり前が揺らいだとしても，そのことが自分の根底を揺さぶることにつながるとは限らなかった。看護師側に感じ取る力や，自己を揺さぶり，その揺さぶりに耐える力が備わっているかも，この熟達を左右すると思われた。

●当たり前が揺らぐショック体験
（1）他者からの指摘

　他者からの厳しい指摘が転機となることがあった。Yさんは，自分の看護に「ある程度できる」という感覚をもち，そろそろ看護師を辞めて次のステップに進もうかと考えていた時期に病院の事例検討会に参加したそうだ。その病院の事例検討会は，同じメンバーのグループで複数回，事例を基に議論するというものであった。Yさんが事例を紹介したところ，他のメンバー（他の病棟の先輩看護師）に，「あなた，人間に興味があるの？」「ちゃんと患者さんの話を聞いてあげているの？」と言われたという。Yさんは，「どうして先輩にそんなことを言われなきゃいけないの？」と，強いショックと憤りを感じたという。

　Yさんは，「もう事例検討会に参加したくない」と思いつつも，友人と参加を続け，なぜそのような指摘を受けたのかを，友人と一緒に考えたり，一人で考えたりしたという。やがて患者の話を「ただ，すとんと落とすように聞く」方法を知り，看護が「すごく楽になった」という。Yさんは，それまでの自分の看護を，「確かに驕っていたんだよね」と振り返り，看護を続ける決意をしたと話した。

> Yさん：なんだ。私，全然できていないんだって思ったのもあったし，こんな方法もあるんだ，こうするともっと楽しいんだっていうのが事例検討会で体験できたから，病院を辞めて次のステップに進むのをやめたんです。

　ただ相手を否定するだけでは相手を傷つけ，反発をまねくだけで，「新しいルールと意味の創出」を促すどころか，意欲の低下や退職につながりかねない。Yさんは，厳しい指摘をした先輩看護師らと繰り返し振り返る機会があり，事例検討会の最後には，先輩看護師らに変化を評価され，その後も続く親しい関係を築いたという。
　この方法でキャリア発達を支援するとしたら，言いっぱなしで終わらず，その後本人を支え一緒に考える体制をつくれるか，本人がその指摘に耐え自己を振り返る力をもっているか，支えてくれる仲間がいるかを慎重に判断する必要があるだろう。

(2) 当たり前に疑問をつきつける事実

　他施設の友人から自病棟と異なる陰部洗浄の方法を聞いて，「すごくショックを受けた」Sさんのように，別のやり方の存在を知ることも，当たり前が揺らぐきっかけとなった。14年目のある看護師は，新しく配属された中途採用者からその病棟のやり方をおかしいと指摘されたことで，「結構あるつもりだった」自信が崩れる体験をしていた。彼女はそれ以来，本や文献を読む習慣が身についたと話した。
　「組織ルーティンの学習」の途上であるなど自分の実践スタイルを構築する最中では，新しい知識や実践に触れても，1つのルールの習得やルールの修正に終わってしまうことが多い。「組織ルーティンの学習」の初期段階では，別の方法の存在を知ることで混乱することもあるだろう。しかし，「組織ルーティンの学習」をある程度終えている場合，新しい知識や実践との接触は，自分や病棟の当たり前の根底を揺るがせ，あらゆる知識や実践を問い直すきっかけとなりうる。職場の異動は，そ

の本人にとっても大きな変化のきっかけになるが，その看護師の異質さをうまく活かすことで，受け入れた病棟の看護師にとっても変化のきっかけとなるかもしれない。

(3) 働く姿からの衝撃

自分に対して何らかの意図をもって発せられたメッセージではなく，他者の仕事に対する姿勢から自分に欠けているものに触れ，ショックを受ける例もあった。12年目のZさんは，新しい病棟に配置転換したとき，楽しそうに患者の髭剃りをする先輩看護師の姿に驚き，それが今でも記憶に残っていると述べた。

> Zさん：楽しそうに髭剃りしている人を見て，いいなぁって思ったんです。ああいうふうになりたいって思った。ショックでした。私はそれまで「綺麗になってよかったですね」って患者さんに言っていても，どこか上辺だけだったけど，先輩たちが心から喜んでいるのを見て，いいなぁって思ったのを覚えています。うらやましかった。

また，これまで繰り返し紹介したDさんが「やるとなったら全力投球」で働くように変わったきっかけは，真剣に働く医師の姿だったという。

> Dさん：楽しいから，これでいいやってなりかけていた私に，やるなら，とことんプロを目指しなさいと身をもって教えてくれた。そのドクターとの出会いで，ものすごく変わったんですよ。自分の人生を考えて，自分が逃げている部分を考えて，真剣に勝負するようになった。

彼女らは，「どこか上辺だけ（Zさん）」「これでいいやってなりかけて

いた(Dさん)」といった自らの状態に薄々気づいていた。この「メタ認知」があったからこそ，心から楽しく働く姿，あるいは，真剣に働く姿に強くショックを受けたのかもしれない。看護師の感性や内省の状態によって反応は違うだろうが，高い水準で働く人や場面に直接触れることは，自らを揺さぶるきっかけとなるようだ。

●記憶に刻まれた言葉や姿
(1) ひっかかった言葉

　ショックとしてではなく，ひっかかりとして記憶に残り，徐々に影響を与えるような経験もあった。患者との会話の仕方が大きく変化したWさんは，10年目の面接のとき，ある患者の反応をひっかかりとして記憶していると話していた。

> Wさん：(ある患者から)まさに江戸っ子だもんねと言われた。それってどういう意味ですかって尋ねても，曖昧にしか答えてくれなくて。それはすごく心に残っているんです。たぶんあまりいい意味ではないんだろうなって。

　Wさんはそのとき，過去に研修の講師から，「今のあなたじゃ(後輩から)相談されないよ」と言われたことや，上司から「こんな時間(15時)に記録してちゃだめよ。患者さんのところに行ってもっと話をしてきなさい」と言われたことも，ずっと記憶に残っていると話した。16年目のWさんと再び面接した際，Wさんは，指摘を受けたときは，その意味を本当に理解し納得していたわけではないが，これらのひっかかりがいつもあったことが自分の変化に影響したと思うと話した。
　このことは，不快ともいえる指摘に対して，反発したり忘れ去ったりせず，ひっかかりとして自らにとどめておく力があれば，すぐにではなくてもやがて変化につながる可能性があることを示唆している。波多野は，人間は新しい情報を既有の枠組みと調和するように解釈する傾向が

あるため，新しい経験をしても知識の「累加」にとどまり，知識の組み換えや質的変化といった「再構造化」はまれにしか起きないと指摘している[23]。病棟や自分の当たり前（既有の枠組み）のどこかにひっかかりがあることで，新しい情報の解釈の仕方が慎重になり，「再構造化」が起きやすくなるのかもしれない。

(2) 記憶に刻まれた姿

日常的なささやかな援助に意味を見いだすよう変化したUさんは，自分の変化には特定のきっかけはないが，楽しそうに働いていた先輩看護師の姿がイメージとして記憶されており，それが影響したと思うと話した。

> Uさん：あんな先輩みたいになりたい，ああいう看護師になりたいっていうのは，姿で覚えている。忘れられない言葉もあるけれど，最近よくその姿を思い出すんです。その人がそうやっていたというイメージ。自分が看護を楽しいと思えるようになってきたのには，そういう姿のイメージが大きいと思います。

「ひっかかった言葉」と同様に，「記憶に刻まれた姿」が，新しい経験をしたときや看護を振り返るときの解釈の仕方に影響を与えたのかもしれない。また，Uさんは，先輩看護師の姿のイメージに加え，先輩看護師と一緒に，あるいは個人的に，自分の看護を振り返る機会を多くもったことも変化に影響したと思うと話した。

高い水準でいきいきと働く看護師とともに勤務する機会を提供すること，一緒に看護を振り返る仕組みをつくることは，やはり，キャリア発達を支援する大きな力となるようだ。

●当たり前の根底を揺るがす体験として受け止める

ただし，同じ事実を前にしても，それを「当たり前の根底を揺るがす

ショック体験」として受けとめるかどうかは看護師の感性によるようだ。医師の指示に従ってうつ状態の患者を安静にさせたために，患者の膝や手指が拘縮してしまったことについて後悔し，強いショックを受けたTさんを紹介したが，一方で，麻痺のない患者の手が入院中不使用のために拘縮し始めていることに気づいても，特段ショックを受けることなく過ぎさってしまう事例もあった。もちろんこの2例を単純に比較することはできないが，キャリア発達支援としては，看護師の感性をはぐくみながら，新しい知識や実践に触れさせ，その反応を確かめ，ともに当たり前を揺るがす体験として振り返ることが必要なのだろう。

●高い水準で働く姿からの感化

「新しいルールと意味の創出」を促した要因のなかで，高い水準で働く姿は，時に周囲の看護師を揺さぶり，時に周囲の看護師の記憶に深く刻まれ，やがて「新しいルールと意味の創出」をもたらすことがあるとわかった。働く姿を通して伝えることが，最も安全で有効な方法かもしれない。先輩の働く姿に影響を受けた看護師は，今度は自分が伝える番だと思っていた。何度か事例として取り上げたDさん，Uさんの言葉を紹介したい。

> Dさん：あの人と出会ったことで，私はこんなに変わって成長して大きくなれた。そういう経験を後輩や患者さんにももってほしい。押し付けじゃなくって，何かそこで光を得てほしいから。もしあげられるものがあるなら，後輩に「あなたが一歩踏み出すことで，命が救えたりすることもある」っていうのを教えてあげたい。「私たちができることってもっと奥が深い」って，自信をもってもらいたい。

> Uさん：自分が楽しくなった，楽になった，面白いと思えるようになったという経験があるから，それを患者さん，スタッフに返し

ていきたいんです。私が反応が返ってこない患者さんにも触れて声をかけるのは，私自身がそうしてほしいから。見ている後輩たちにとっても，今は気がつかなくても，そういう姿が後々につながるかなって。私が看護が楽しくなった要因の1つにそういう先輩の姿のイメージがあるから。こうすることが楽しさを伝えることなのかなって思っています。でも，私のやり方を同じようにコピーしてほしいんじゃないんです。一部の人でもいいから，楽しいとか，楽になれるきっかけになれたらいいかなって。

　2人の言葉に不思議なほど共通点が多いことをわかっていただけるだろうか。2人は共通して，自分が得たことを患者と後輩に返していきたいと話した。しかし，2人は自分の考えや体験をそのまま後輩に教えこもうとしていたわけではなかった。患者のために最善を尽くす姿，楽しく働く姿を通じて，後輩たちに「何か」を感じとってほしい，何かの「きっかけ」になってほしいと願っており，「看護とは何か」「看護にできることは何か」という大きなメッセージ，看護の奥深さと楽しさを伝えようとしていた。私自身が彼女らに出会ったことでこの研究に取り組んだように，高い水準で働く姿には人を動かす力があるに違いない。

9 まとめ

　私は，少子化時代に数ある職業から「看護」を選んだ看護師らに，看護師になってよかったと思ってもらうこと，力を発揮してもらうことは，先輩として，管理者として，本人と社会に対する責任だと思っている。第3部を通して看護師のキャリア発達を支援する際のヒントを提供できたなら幸いである。

　看護師としての第一歩を踏み出した看護師らに対しては，まずは「組織ルーティンの学習」を支えることが大切である。学習が進んだ段階で「組織ルーティンを超える行動化」への転換を図り，専門職としての発達を支えること，そして当たり前を揺さぶり，「新しいルールと意味の創出」への転換を図ることが必要となる。患者に看護の本当の力を届けるために，そして，看護師自身もそのことにやりがいや楽しさを感じられるように，発達段階に応じたキャリア発達支援を行い，看護師の「しなやかさ」を育みたいと思う。一人ひとりの看護師をエンパワメントし，力と可能性を伸ばすことが，看護師から看護師へ看護の奥深さや楽しさが伝わっていく，そのような組織づくりにつながるのではないだろうか。

引用文献

1) 松下幸之助:事業は人なり―人の見方・育て方.PHP研究所,2015
2) エドガー・H・シャイン(著),二村敏子,他(訳):キャリア・ダイナミクス―キャリアとは、生涯を通しての人間の生き方・表現である.白桃書房,1991
3) 楠見孝:実践知の獲得―熟達化のメカニズム.金井壽宏,他(編):実践知―エキスパートの知性.pp33-57,有斐閣,2012
4) パトリシア・ベナー(著),井部俊子,他(訳):ベナー看護論―達人ナースの卓越性とパワー.医学書院,1992
5) ヒューバード・L・ドレイファス,他(著),椋田直子(訳):純粋人工知能批判―コンピュータは思考を獲得できるか.アスキー出版局,1987
6) 波多野誼余夫,他:文化と認知.坂本昂(編):現代基礎心理学 第7巻.思考・知能・言語.東京大学出版会,1983
7) 楠見孝:仕事の熟達化に及ぼす社会的支援と知識・技能の構造化―飲食店アルバイトの事例研究.日本教育心理学会総会発表論文集 34:389,1992
8) 楠見孝:仕事の熟達化に及ぼす社会的支援と知識・技能の構造化(2)―大学生の販売アルバイトの事例研究.日本教育心理学会総会発表論文集 35:442,1993
9) Kelly R: Goings-on in a CCU: an ethnomethodological account of things that go on in a routine hand-over. Nurs Crit Care 4 (2): 85-91, 1999
10) Nyström M: Inadequate nursing care in an emergency care unit in Sweden: Lack of a holistic perspective. J Holist Nurs 20 (4): 403-417, 2002
11) Nelson RR, et al: An evolutionary theory of economic change. p14, 97, pp128-129, Belknap Press of Harvard University Press, 1982
12) Cohen MD, et al: Organizational routines are stored as procedural memory: evidence from a laboratory study. Organization Science 5 (4): 554-568, 1994
13) 福島真人:暗黙知の解剖―認知と社会のインターフェイス.金子書房,2001
14) 桑田耕太郎,他:組織論.pp298-299,有斐閣,1998
15) Cyert RM, et al: A behavioral theory of the firm (2nd ed), p120, Wiley-Blackwell, 1992
16) レイブ J,他(著),佐伯胖(訳):状況に埋め込まれた学習―正統的周辺参加.産業図書,1993
17) 武村雪絵,他:看護者が認識する「よい看護」の要素とその過程.看護研究 34(4):55-65,2001
18) Takemura Y, et al: How Japanese nurses provide care: a practice based on continuously knowing the patient. J Adv Nurs 42 (3): 252-259, 2003
19) Takemura Y: Clarification of the organizational-routine learning process: comparison of novice and experienced nurses newly assigned to a ward. Journal of Society of Nursing Practice 27 (2): 19-30, 2015

20) Keenan J: A concept analysis of autonomy. J Adv Nurs 29 (3): 556-562, 1999
21) 脳科学辞典：メタ認知．https://bsd.neuroinf.jp/wiki（2016 年 7 月 7 日）
22) Takemura Y: Cultural traits and nursing care particular to Japan. In de Chesnay M, et al (Eds): Caring for the Vulnerable: Perspectives in Nursing Theory, Practice, and Research (Chapter 24), pp235-243, Jones and Bartlett Publishers, Inc., 2005
23) Takemura Y, et al: Continuous Knowing of Patients: The Japanese Nursing Perspective. In Locsin RC, et al (Eds): A Contemporary Nursing Process: The (Un) Bearable Weight of Knowing in nursing (Chapter 23), pp463-479, Springer Publishing Company, 2009
24) Argyris C, et al: Organizational learning II: Theory, method, and practice. pp20-29, Addison-Wesley, 1996
25) 波多野誼余夫：概観―獲得研究の現在．波多野誼余夫（編）：認知心理学 5　学習と発達．pp1-10，東京大学出版会，1996

第4部

「組織」の発展

組織の内にある力が涌き出るとき

# 対象としての組織

組織のなかの管理者，組織のなかの人

　第1部では，「ミッション」と「エンパワメント」の2つを重視することがサービスの受け手である患者や家族にとっても，サービスの提供者である看護師にとっても，サービスの持続的な提供を目指す組織にとっても，そして看護管理者自身にとっても幸福の鍵になるのではないかと述べた。

　続く第2部では，人間観の変遷に伴ってマネジメント理論も推移していることを紹介し，今の看護管理者は，多様性・多面性をもつ部下の自己決定を尊重しながら，組織とスタッフの両方の目的にこたえることが求められること，だからこそ看護管理者は，自分たちの仕事のミッションをスタッフに語ることが必要だと述べた。

　そして第3部では，一人ひとりの看護師に注目し，組織のメンバーが無意識のうちに構築している組織ルーティンのなかで成長し，「しなやかな」看護師へと発達する過程を紹介した。ある段階での学習を促す要因が，次の発達段階への成長を阻害することもわかり，発達段階に応じたキャリア発達支援が必要であることも示唆した。これらの示唆が，看護師が内にもつ力や可能性を引き出すエンパワメントに役立てられればうれしく思う。

　しかし，組織ルーティンを超えて行動する看護師がいても，そのことが必ずしも組織全体に広がるわけではない。

組織が内にもつ力

　看護管理者のなかには，自分の部署や組織を変えたいと悩んでいる方も多いだろう。しかし，集団を変えることはたやすいことではない。例えば，看護管理者自身や看護師の何人かが「このままではいけない」「新しいことに挑戦したい」と思っていても，積年の習慣や根強い職場風土に阻まれたり，影響力をもつ看護師が変わることを望んでいなかったりして，物事が思うように進まないことがある。努力しても部署に変化をもたらせない状況が続くと，やがてスタッフは提案することさえ諦めるようになってしまう。

　一方で，看護師たちが自ら課題を見いだし，提案し，互いに知恵を出し合い，協力し合って課題に取り組む状況も現実に存在する。看護師たちが周囲を巻き込みながら，主体的にいきいきと力を合わせて取り組んでいるときの，あの活気と渦のような良質のエネルギーは，どこから来るのだろう，と不思議に思う。一人ひとりの看護師のなかにあったものなのだろうが，個人の成長や変化では説明できない大きなエネルギーが組織に大きな変化をもたらすことがある。

　第4部では，スタッフ個人ではなく，組織や集団に対して，看護管理者としてどう働きかけるかを考えてみたい。

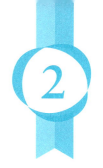

2 安心して働く土台づくり

最初に取り組むべきこと

　組織の力を引き出したいと思うなら，まず，管理者としてすべきことがある。それは，個々の看護師を大切にする姿勢を明確に打ち出し，看護師が安心して働ける土台をつくることである。職場や職場の人間関係に不満や不安を感じている看護師や，疲弊したり萎縮したりしている看護師が，本来の自分の役割，すなわち患者へ質の高い看護を提供することにエネルギーを集中して注ぐことができるだろうか。

　管理という仕事が組織の資源であり資産である「人」「もの」「金」「知識・情報」を効果的に用いて組織の目的を達成することであるなら，最大の資産であり，「もの」「金」「知識・情報」を生み出したり扱ったりする立場にある「人」が，その力を最大限に発揮できるようにすることこそが管理の仕事だといえる。そして，個々の看護師を大切にする土台があればこそ，組織のミッションや目的に反する行動・態度に厳しく臨むことができる。

　私が東京大学医科学研究所附属病院（医科研病院）の看護部長に就任して最初に取り組んだことも，やはり看護師を含む病院スタッフが安心して働ける土台づくりであった。

スタッフの安全と健康を守る

●スタッフの安全は最優先課題

　看護師なら学生時代にマズローの欲求階層説を学んだことがあるだろ

う。人の基本的欲求は階層性があり,「生理的欲求」や「安全の欲求」などの低次の欲求が満たされて初めて,「所属と愛の欲求(集団への帰属や友情,愛情を求める欲求)」や「承認の欲求(自尊心や他人から優れた評価などを求める欲求)」「自己実現(自分の能力を伸ばしたいという欲求)」など高次の欲求をもつことができるという理論だ[1]。

　紀元前の中国の政治家,管仲が「倉廩実つれば則ち礼節を知り,衣食足れば則ち栄辱を知る」(管子・牧民編)と著している[2]ことを思えば,生活が安定して初めて道徳心をもつことができ,名誉や恥を意識できるようになるという人間の性質は,洋の東西や今昔を問わず共通しているのだろう。

　もちろん,マズロー自身も「人はある理想や価値のためにはいかなるものをも捨てる」と,階層を飛び越えて高次の欲求を求めるなど理論に当てはまらない例外があることを認めている[1]。特に医療スタッフは,強い使命感や責任感から,自らの生理的欲求や安全の欲求を二の次にして行動することを私も見てきた。

　しかし,管理者としては,専門職としての誇りや使命感に頼り,それを求めすぎてはいけないだろう。医療スタッフも人間であり,専門職としての仕事の内容を求めるためには,まず,自らの安全が保証され,安心して働けること,そして,自らの生活も大切にされることが前提として必要である。病院には平時でも病原体や有害物質・有害薬物に曝露するリスクがあり,患者から暴言・暴力・ハラスメントを受けるリスクにもさらされている。なかでも看護師は交代制勤務や身体に負荷のかかるケアなど健康を脅かすリスクを抱えている。

●取り組むことで管理者の決意を示す

　私が看護部長に着任した際,「スタッフの安全と健康を守る」ことを宣言し,病院長や研究所・病院幹部の支援を受けながら実際に行動することを心がけた。どの施設でも労働安全衛生規則に基づき,安全衛生管理者による職場巡視が実施されているだろう。看護管理者も職場の環境

や作業手順に危険がないかを点検する目的で巡視し，必要な対策を講じる必要がある．もちろん，自分だけでなく，スタッフを巻き込んで実施すれば，なお効果的である．ささやかだが実施例を紹介したい．

　医師や看護師を針刺し事故から守るため，医科研病院では安全装置付針や真空管採血を採用していたが，導入後も感染管理担当の看護師長が中心となって操作手技を確認し，正しい手技を定期的に教育したり，安全装置が確実に用いられるよう，より手順が少なく操作が容易な安全装置付針への切り替えを検討したりすることを続けていた．そして，針刺し事故報告があった場合は，必ず事故を分析し対応策を検討していた．例えば，中心静脈カテーテルからの採血では真空管採血用のホルダーを利用できないため，血液を採取したシリンジに針をつけて試験管に分注していた．すると，試験管を差し替えるために抜針した際，反動でシリンジを持っていた手が上下に揺れ，試験管を持っていた反対の手の指を刺してしまった事例があった．そのときは，分注にはプラスチック針を利用することを徹底し，作業手順をできるだけ増やさずに試験管を持つ手を保護できる器具も探して導入した．

　医科研病院では抗がん剤への曝露防止にも早期から取り組んでいた．私が着任する前から，がん化学療法看護認定看護師が中心となって職員を教育し，輸液接続時もシールド付きマスクや手袋，ガウンの使用を徹底していた．しかし，安全キャビネットのダクト工事が未着手であったため，認定看護師や薬剤師から健康被害を心配する声があがっていた．安全キャビネットを使用しても換気方法によっては曝露を防げないという文献も出ていたため，要望を出したところ，スタッフの安全と健康は最優先だとして，即時に工事の実施が認められた．

　また，私が着任したのは東日本大震災の直後だったこともあり，什器の転倒防止対策や災害備品の購入も認められた．

　このように，スタッフの安全のために必要な経費を投じることは，「スタッフの安全と健康を守る」という病院の決意と姿勢をスタッフに示すことになるのではないかと思う．もちろん，防災対策については，

災害時行動指針やアクションカードといったマニュアル類の整備や，訓練の実施などソフト面にも同時に取り組んだ。スタッフの安全と健康を守るために実際に行動することが，スタッフの安全と安心につながるのではないかと思われる。

暴言・暴力・ハラスメントを許さない

　患者からの暴言・暴力・ハラスメントもスタッフの健康に深刻な影響を与える。被害を受けた看護師は，怒りや不安，無力感，不眠，失望，頭痛，胃痛など精神面・身体面にさまざまな影響が出たり，勤労意欲の低下やケアの質の低下，薬物利用や休職・退職にもつながることが報告されている[3]。

　三木らは，被害者は患者からの暴力で傷つき(1次被害)，管理者から被害体験をどのように扱われるかによって再度傷つく(2次被害)実態を報告している。被害者のためを思って，あるいは再発を防止しようとして管理者が発した言葉やふるまいが，その意図に反して被害者をさらに傷つけるとしたら，とても悲しいことだ。ちなみに，2次被害を助長する管理者の発言は，「原因追求型(なぜ患者は暴力を振るったと思うのか，なぜ患者を怒らせたのか，など)」「責任転嫁型(あなたにも問題がある，なぜすぐに相談しなかったのか，など)」「対応批判型(もっとうまく回避する方法があったのではないか，こういうことに気をつけておけば防げた，など)」「現実逃避型(誰もが経験していること，だんだんうまくかかわれるようになる，気晴らしをしたほうがよい，など)」の4つに分類できるという[4]。

　管理者としてこの問題に適切に対処するためには，正しい知識と認識が必要であり，組織全体で継続的に取り組む必要がある。

　医科研病院でも，「暴力を許さない」「病院スタッフを守る」ことを明確に示すため，医療安全管理部と協力して，コードホワイト(院内緊急コール)の導入，暴言・暴力への対処手順の明文化(警察への通報を含

む），ポスターの掲示，暴力被害の報告・検討体制の確立，コンフリクト・マネジメント研修の実施などに取り組んできた。

しかし，患者の暴言やハラスメントがなくなるわけではない。スタッフを守るためには，1つひとつの事例に適切に対応するよう努めると同時に，コードホワイトをかける訓練，組織として毅然と対応する訓練，被害者への対応方法やその後のカンファレンスの開催方法の訓練など，行動するための訓練をしなければならないと痛感している。

また，看護師は，患者からだけでなく医師や先輩看護師からも暴言・暴力・ハラスメントの対象になることがある。管理者がどんな暴力も許さない，スタッフを守るという姿勢を明確に示すことが大切である。

健康的で充実した生活を守る

さて，スタッフの健康を考えると，当然ながら労働時間や休日・休暇は非常に重要なテーマである。これらはスタッフの生活にも大きな影響を及ぼす。

●勤務割振表を考え抜いて作成する

勤務割振表は，看護師がいつ寝ていつ起きるかの生活リズムを決定づけ，子どもの入学式に出席できるか，習い事ができるか，友達と旅行に行けるかといった，その看護師が願っていることの実現に採否を下す。限られた看護師数で安全や教育体制を考慮しながら勤務割振を計画するのがどんなに大変かは重々承知しているが，看護師の生活の質を左右する強い権限を行使していることを自覚しながら，考え抜いて作成することが管理者の責任ではないだろうか。

医科研病院では，日本看護協会の「看護職の夜勤・交代制勤務に関するガイドライン」（2013）を受けて，看護師長や副看護師長の会議や，各部署の会議で，13時間夜勤の導入や交代制勤務のあり方，看護提供体制の変更や効果的で公平な休暇の提供方法などについて話し合いを繰り

返した。話し合うことで管理者に共通認識が育まれ，優れた実践例をモデルとして共有することができた。

●基本姿勢を宣言し，協力し合う風土をつくる

例えば，看護師長らで「効果的で公平な休暇の提供」について話し合ったとき，以下のような実践例が報告された。

年度初めにスタッフに対して「私は看護師長として，皆の健康と生活を守りたい。安全な医療を提供できる体制を組むことは前提だが，自分自身が子どものことや親のことで悲しい思いをしたり，逆に配慮してもらえて感謝したりしたから，皆にはできる限りの配慮をしたい。だから，我慢せず相談してほしい。皆で協力し合おう」と，管理者としての基本姿勢を宣言するようにしていたというのである。スタッフのすべての希望をかなえることは難しくても，管理者の基本姿勢を理解し，皆で協力し合う意識をもったスタッフらは，勤務割振に対する納得感や，休みをもらったときの感謝の気持ちが異なるのではないだろうか。

当時，医科研病院では看護管理者の行動指針の作成に取り組んでおり，「看護管理基準」には，このようなさまざまな管理実践事例の報告を反映した。

●超過勤務縮減の目的をスタッフと共有する

「超過勤務の縮減」も健康的な生活を実現するために重要なテーマだが，管理者が取り組む際には，目的を誤解されないよう注意が必要である。病院の支出を抑えるために「超過勤務手当の支給」を縮減したいのではなく，「超過勤務自体」を縮減し，スタッフの健康的な生活を守りたいのだと，繰り返し説明しなければならない。早く帰るようスタッフに働きかける際も，だらだらと仕事をすることを認めると皆が早く帰る職場風土をつくれないから言っているのであり，目的は，皆が効率的に働き早く帰る職場づくりなのだと強調しなければ，管理者の意図が誤解され，不満や不信感をもったり，「申請しても認めてもらえないから」

と超過勤務の申請をしない風土ができてしまう。働いた時間は評価し，超過勤務手当を支給しながら，「皆の健康的な生活のために」を合言葉に超過勤務縮減に取り組むことが大切である。

●看護師長の夜間管理を宿直制から夜勤制に

その他の取り組みとしては，夜間の管理を宿直制から夜勤に切り替えたことがある。着任時，看護師長は皆，月4〜5回の宿直を担っており，拘束時間が長く，土日に宿直をすると12日間連続勤務となる状況であった。家庭での役割を果たせずにいたり，疲弊したりしていることが気になった。

患者数・患者の重症度が上昇傾向にあり夜間の実務者を増やしたかったことや，看護師長が管理業務に専念できる時間を増やしたかったこと，そして，看護師長が自らの生活も大切にでき，次世代にとって看護師長という職位が魅力的に見えるようにしたかったこともあり，事務部の協力を得て夜勤制に切り替え，同時に管理職化も実現できた。もちろん，組織の規模や機能によって望ましい体制は異なるが，看護管理者の生活も配慮しなくてはならない。

土台が整うことで出る芽

スタッフの安全と健康を最優先課題として取り組むことや，スタッフを暴言・暴力・ハラスメントから守る体制をつくること，そして，スタッフが健康的で充実した生活を送れるよう配慮することについて，医科研病院での取り組みのいくつかを紹介した。確かに当たり前のことであり，特段新しいことをしたわけではないかもしれない。施設によってはすでに実施済みのことも，逆に実施が困難なこともあるだろう。

大切なことは，組織として，あるいは管理者として，「スタッフの安全と健康，生活を守る」という決意を明確に示し，実際に行動することなのだと思う。

実は，このような土台づくりに取り組むだけでも，数か月すると，看護部内外から「働きやすくなった」「看護師に活気が出てきた」という評価が聞こえるようになった。看護師はもともと，よい看護を提供したいという思い（高次の欲求）をもっている。安心して働ける土台が整ったことで，もともともっていた力やモチベーションが芽を出すのかもしれない。

　安心して働く土台づくりは，スタッフをエンパワメントする環境づくりでもある。しかし，私が看護部長を務めた4年間，診療科が新設され，患者数が増え，看護師の増員を重ねても，看護師の負荷は増していった。医療をとり巻く環境が変わるなかで「スタッフの安全と健康，生活を守る」ことは，固い決意と不断の努力を必要とする。

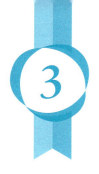

3 安心して働く土台としての評価と報酬

公正な評価と報酬

　安心して働く土台には，公正に「評価」し「処遇」することが欠かせない。想像してみてほしい。あなたの努力や貢献が評価されないことがわかれば，あるいは評価されてもそれと関係なく処遇が決まることがわかれば，あなたは働く意欲を維持し続けられるだろうか。

　人が最もやる気を出し，仕事に意欲を燃やして取り組むのは，自らの働きが正しく認められ，それが賃金や昇格など処遇に正当に反映されるときであり，それを行うのが人事考課にほかならない[5]。評価と処遇は，スタッフのモチベーションを左右する重要事項なのである。また，何を評価し，何に対して処遇するかは，どの方向に向かってスタッフを育成するかを決定づける。評価や処遇の進め方によっては，スタッフ間に無意味な競争を起こし，互いの関係を悪化させることもあり，そうなれば，組織にとっても大きな損失である。評価と処遇が公正に適切になされることは，良好な職場環境を築くためにも重要なのである。

　「スタッフのモチベーションが低い」「思う方向にスタッフが成長しない」「職場の人間関係がギスギスしている」と悩んでいる看護管理者は，一度，評価と処遇のあり方を点検してはどうだろうか。

期待理論と公平理論

　マズローの理論[1]にあるように，人は自らの欲求（例えば自己実現や承認の欲求）に動機づけられて仕事にエネルギーを注ぐという側面があ

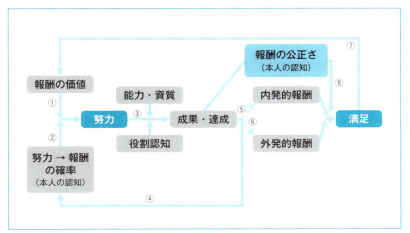

図 4-1　ポーターとローラーの期待理論モデル
Porter, L.W., Lawler, E.E.: Managerial attitudes and performance. p165, Homewood, IL: Richard D. Irwin, Inc., 1968.（著者が翻訳、一部改変）

る。しかし一方で，人が努力するのは，努力するに値すると認識したときであって，非常に合理的に行動していると捉えることもできる。部下のモチベーションを高めたいと願うなら，管理者は後者の性質も学ぶ必要がある。ここでは，ポーターとローラーが1968年に発表した期待理論モデル[6]を紹介したい（図 4-1）。

● 報酬の価値×報酬の確率 → 努力の大きさ

このモデルでは，人が努力するのは，努力の結果として得られる「報酬」がその人にとって価値があり（図 4-1，矢印①），なおかつ，努力すればその報酬を得られるという見込みが高い（図 4-1，矢印②）ときである。ここでいう「報酬」には，賞与や昇任，賞賛といった外部から与えられる報酬だけでなく，充実感や達成感といった内から湧き上がる感情としての報酬も含まれる。このモデルは，得られる報酬に魅力がなければ努力する気が起きないし，たとえ報酬に魅力を感じても，努力が報酬に結びつく確信がなければ，つまり，「努力すれば成果をあげられ

る」「成果をあげれば報酬が得られる」と思っていなければ，努力する気が起きないということを示している。

　この段階で管理者にできることとしては，努力すれば得られるものの「価値」を伝えることがある。特に，部署にとっての価値だけでなく，キャリアにおける意味など，その人にとってどのような価値があるかを伝えることが大切である。

●努力（＋能力・資質＋役割認知）→ 成果・達成

　努力したとき，それが成果に結びつくかどうかは，努力の大きさと，その人に能力・資質が備わっているかどうかと，その人が自分に期待されている仕事（出すべき成果）を正しく認識できているかどうかによって決まる（図 4-1，矢印③）。そして，この経験を通じて，「努力すれば成果が出る！」と感じるか，「努力しても簡単には成果は出ない」と感じるかは，努力が実る確率をどう認識するかに影響し（図 4-1，矢印④），それは，今後の努力に影響する。

　モチベーションを高め，次の努力を引き出すには，「やればできた！」「努力すればいいことがあった！」という体験が必要なのである。そのために管理者は，スタッフの努力が成果に結びつくよう采配しなければならない。能力・資質を見極めて仕事を割り当てたり，学習機会や必要な資源を提供したり，何を成果として期待しているかを明確に伝え，方向性を確認したりして，スタッフの努力をしっかり結実させることが大切なのである。

●成果 → 報酬 → 満足

　成果が出ると，「内発的報酬」「外発的報酬」が得られ（図 4-1，矢印⑤⑥），満足を感じることができる。「成果・達成」から外発的報酬への矢印が破線（オリジナルではジグザグ線）になっているのは，外発的報酬は必ずしも得られるわけではないことを示している。内発的報酬は，成果をあげたときには基本的には得られるものだが，達成感を味わうに

は，仕事が単調なものではなく，本人が「頑張った！」と思える程度に挑戦的であったことが条件となる。

　人はこのとき，どれぐらい努力すれば成果が出て，それがどの程度報酬に結びつき，その報酬にどのぐらい満足するかを体感する。この体験がフィードバックされて（図4-1，矢印⑦），次の取り組みでの努力の大きさに影響する。

　管理者としては，成果を出したスタッフにはしっかりと報酬を与え，「満足」を感じさせることが大切になる。外発的報酬には，賞与や昇任といった原資やポストが限られたものだけでなく，褒める，ねぎらう，感謝するといった類の方法や，ご褒美休暇（計画年休）の提供といった方法もある。また，内発的報酬は自らの内から感じるものだが，管理者がこの仕事を通じたスタッフの成長を本人にフィードバックしたり，この仕事の成果が患者や同僚にどれほど役立っているか伝えたりすることで，満足感を高めることができるかもしれない。

● **公正理論**

　さて，外発的報酬を与える際には留意点がある。「公正」だと感じなければ，せっかくの報酬が不満足を引き起こすこともある（図4-1，矢印⑧）。

　アダムスが1965年に提唱した公正理論[7]を紹介したい。この理論によると，人は，自分の努力や仕事量などの投入量（インプット）に見合う報酬を得たいと願っている。そして，この投入と報酬の比率が，他者と等しい場合は公平に感じ，他者と等しくない場合は不公平に感じる。そして，不公平の程度が大きいと，人は不快に感じ，その状態を解消しようとするというのである。

　例えば，非常に努力した人が高く評価され，あまり努力していない人が低く評価されることは，公平だと感じられ，納得が得られる。しかし，努力した割には評価が低かったり（過小報酬），あまり努力していないのに高い評価を得たり（過大報酬）すると，不快感や気まずさを感じ，

不公平を解消しようとするというのだ。

　なかには，「他の人はもっと努力しているのに，努力していない私が高い評価をもらって申し訳ない。これからもっと頑張ります！」と思うスタッフもいるだろうが，「頑張っても評価されないなんてバカバカしいから，ほどほどに手を抜こう」と思ったり，頑張っている他の人に「そんなに頑張らなくていいよ。もっと手を抜いたらどう？」と諭したりして，自分か比較対象者のどちらかの努力を減らすことで不公平感を解消しようとすることのほうが多いように思う。貢献に見合う報酬を要求したり，不快な比較を避けるために職場を離れたりすることもありうる。

　報酬を与える際は，一律ではなく，努力や貢献に見合ったものにすることが重要である。複数のスタッフに仕事を課した場合，報酬に差をつけるのが難しいこともあるだろう。その場合は，取り組みの最中に状況を確認し，等しく努力させるよう働きかけることが必要なのである。

「ピグマリオン効果」と「ゴーレム効果」

　評価については，もう1つ触れておきたいことがある。

　マズローは，人が「所属と愛の欲求」「承認の欲求」をもっていると示したが，職場の人々から認められないとき，人のモチベーションには深刻な影響が出る。低いモチベーションはさらに評価を下げ，悪循環に陥ってしまう。皆さんの職場には，「仕事ができない看護師」「言い訳ばかりする看護師」「人の話を聞かない看護師」といったレッテルを貼られたスタッフがいないだろうか。もちろん何らかの出来事があり，根拠があって，そのような評価が固定されたのだろうが，管理者がスタッフについて何らかのイメージをもつと，そのことがスタッフの可能性を閉ざすこともあると自覚しておきたい。

● **ピグマリオン効果**

　「ピグマリオン効果」という言葉を聞いたことがあるだろうか。教育心理学者ローゼンタールらがラットで迷路実験をする学生や小学校の教師を対象に行った実験研究によって明らかにしたもので、「人は他人に対していろいろな期待をもっている。意識すると否とにかかわらずこの期待が成就されるように機能する」[8]という現象である。

　ピグマリオンとはギリシャ神話の登場人物で、自分が彫った女性像を愛し続けたところ、願いがかなって彫刻が本当の人間になったという神話にちなんで名づけられたそうだ。

　この実験では、本当は無作為に選んだラットを、実験する学生に「近親交配で作った迷路が得意なラット」だと説明したり、無作為に選んだ生徒を、担任教師には「能力開花予想テストで1年後に成績が伸びることが予想される生徒」だと説明したりした。すると、本来、能力に差はなかったはずなのに、一定期間後、他のラットや生徒より、本当に優秀な成績を出すようになったというのである。ラットや生徒を育成する立場にある者の期待が、学習成績を左右することを実証したのである。

　そのからくりを説明すると、自分のラットが優秀だと説明された学生は、他の学生より自分のラットが賢くてかわいいと思っており、より頻繁に手に乗せ、リラックスして愛情をもってやさしく接していたという。教師も、高い期待をもつ生徒に対してはヒントを多く与えたり、質問を言い換えたり、回答を待ったりする行動が多くなったそうである。

　つまり、ピグマリオン効果とは、期待されると人は伸びるという現象を直接指しているのではなく、期待する対象があると、本来は公平に扱うべきところで、無意識のうちに働きかけに差が生じ、結果的に期待どおりになるという現象を指しているのである。

● **ゴーレム効果**

　ちなみに、ピグマリオン効果とは反対に、教師が生徒と接する際に、この生徒は成績の上がる見込みがない生徒だと思って接すると、そのと

おりに生徒の成績が下がる現象を「ゴーレム効果」という[9]。ゴーレムとはユダヤの伝説にある意思のない泥人形のことで，呪文で動き出すが，額の護符の文字を1字取り去ると土に戻るという話から引用されているそうだ。

　看護管理者があるスタッフに対してレッテル貼りをしてしまうと，部署の他の看護師らにもそれが伝播して，同じようにレッテル貼りをしてしまう。そのスタッフに対して，力を伸ばそうとするかかわりが減り，教育を受ける機会や成長する機会をうばうことになる。

　私も，なかなか変わらないスタッフ，成果を出せないスタッフに対して，「また？！」「やっぱり」と思ってしまうことがあった。ゴーレム効果をストップするためには，自分を点検し，レッテル貼りをしている自分に気づき，「私がこの人の可能性を信じなかったら，この人の未来を閉ざすことになるのだ」と自分に言い聞かせる必要があった。まずは，そのスタッフの力や可能性を信じて，指導や助言を続けたり，固定された評価から離れて別の部署でやり直すチャンスを提供したりすると，もっていた力が花開くことも少なくない。それでもうまくいかないときは，本人も納得して自然と次の道を選ぶように思う。

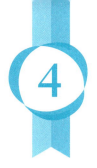

人事の要としての評価制度

人事における評価

 「評価」と「報酬」は安心して働く土台をつくると述べた。「評価」は非常に大切なので，もう少し説明を加えたいと思う。

 「評価」は「人事」の要素の1つである。「人事」には，採用，配置，評価，育成，異動，任用，昇降格，賃金，福利厚生など，広く「人」に関することが含まれる。1つの部署を運営しているときには，「育成」以外で「人事」にかかわっている実感が少ないかもしれないが，これらの人事の要素は密接に関連しており，本来，切り離して考えることはできない。どういう人を採用し，どの部署に配属し，どのようにして能力を開発し，力を発揮してもらうかは，一連のことがらであり一貫性が求められる。

 なかでも「評価」は，どの方向に向かって人を育成するかを決定づけることになるため重要である。自施設や看護部のミッション，理念の実現を支える「評価」でなければならない。

育成機能と選別機能

 評価には，大きく2つの機能がある[10]。

 1つは「育成機能」である。評価を通じて，個々のスタッフに期待する能力や役割を提示したり，課題を明確にして取り組みを促したり，成長や目標達成を確認したりすることで，組織が期待する方向へとスタッフを育成することができる。評価の場は，組織の理念やミッションが具

体的にはどういうことを指すのか，個々の看護師に何を求めているかを伝える機会にもなる。このようにして，個々の看護師の能力を開発することは，組織全体の看護の質を高めることになり，また，全体の評価結果から，組織の課題を明確にして教育計画を立案したり，教育効果を確認したりできる。

　評価のもう1つの機能は「選別機能」である。看護師長に昇任させた後でそれを撤回したり，賞与を支給した後でそれを回収したりすることは困難である。ポストや報酬といった限られた原資を分配する際は，その根拠となる評価が必要である。前項で「期待理論」と「公平理論」を紹介したが，公正で適正な評価だと納得して初めて，報酬がモチベーションに結び付く。透明性のある公正な評価は，看護師のモチベーションを高め，組織にとって大切な「人財」を処遇し，組織に留めることにつながる。

絶対評価と相対評価

　では，どのように評価を進めるとよいだろうか。評価は必ず何かと比較しながら行われる。「何も参照しないで評価することもある」と思った人も，振り返ってみると，同期の看護師と比較したり，先輩看護師の昔の姿と比較したり，自分自身が若かった頃と比較したりしていないだろうか。このように，他者と比較して評価する方法を「相対評価」という。相対評価は特別な準備がなくても実施できる点で簡便であり，総合的で直観的な評価を反映できる利点がある。しかし，比較相手によって評価が変わるため，そのスタッフ個別の課題を明確にすることが難しく，「育成」に用いるのが難しい。また，評価基準が曖昧なため，「選別」に用いる際は説明責任を果たせるよう，慎重さが求められる。

　一方，キャリアラダー評価や技術のチェックリストなど，何らかの定められた基準と照らし合わせて評価する方法を「絶対評価」という。

　絶対評価をしたうえで相対評価をすることもしばしば行われる。例え

ば，会議での発言は少ないけれど，教育的でスタッフから信頼されているAさん，研究は苦手だけれど，多くの業務を効率よく遂行し，係活動でも成果をあげたBさん，感情にムラがあるがアセスメント能力も看護技術も優れているCさん，など，各々の優れた点と課題を絶対評価で明確にしたうえで，次期副看護師長に推薦するならAさん，賞与の推薦はBさんなどと選ぶこともできる。そのとき，相対評価では「副看護師長に推薦するなら」「この半年の貢献に賞与を支給するなら」と目的に応じて，評価の「ものさし」を使い分けている。すなわち，各評価項目のウェイトを変えたり，評価項目に含まれていない領域の評価を加えたりしている。

絶対評価の準備

　絶対評価は「育成」にも「選別」にも活用できる点で優れているが，前提として，3つの準備が必要となる[11-13]。

　1つ目の準備は，各段階の看護師に，何をどの水準まで求めるかといった期待水準を明確にする作業である。安全手順のように全看護師共通で1つの水準を定めればよい場合もあるが，看護過程の展開やリーダーシップなど成長段階を考慮すべき内容については，段階ごとの期待水準を明示した評価表を作成する必要がある。期待水準を具体的に設定することは大切で，このことで安定した信頼性の高い評価を実施でき，評価者と被評価者の共通理解も得やすくなる。ただし，段階が多すぎると期待水準の違いが不明確になり，段階が少なすぎると特定の段階に看護師が集中してそこに停滞するようになり，成長の実感が難しくなるため，組織の規模や実情に合った段階を設定することが望ましい。

　2つ目の準備は，評価者訓練である。絶対評価では，評価者が，評価表と照らし合わせながら，看護師一人ひとりの仕事の様子を観察して評価を行うことになる。そのため，すべての評価者が，評価表の各項目や水準がどのような状態を意味しているのかを正しく理解している必要が

ある。

　3つ目の準備は，評価面接の訓練である。フィードバックは育成機能に欠かせない重要なプロセスであり，評価者には高い面接力が求められる。被評価者への期待水準をその背後にある組織のミッション・理念とともに伝え，評価結果をその根拠とした事実（観察内容）とともに示し，被評価者本人の納得を得ながら，優れた点と課題を明確にし，次の行動目標につなげる力が求められるのである。もちろん，スタッフの納得を得られるかは，日常のコミュニケーションの質と量にも影響される。

活かすための評価表へ

　大半の施設では，すでに何らかの評価表が作成されていることだろう。評価の対象は，知識・スキルといった保有能力，仕事に対する姿勢や行動プロセス，成果・業績といった3つの側面に区別できるが，多くの場合，これらを組み合わせて評価を実施しているのではないだろうか。

　大切なのは，評価表を実際に用いながら，「育成」や「選別」により活かせるものへと改良を重ねることである。評価と評価面接のために，評価者と被評価者の双方が少なからぬ時間とエネルギーを投じることになる。だからこそ，少しでも効果的な評価表を用意したい。

　医科研病院でも，質保証のため行動を標準化するための評価表，看護師としての育成をサポートするための評価表，看護管理者として適切な人物を選考し育成するための評価表など，評価の対象や目的に応じて評価表を開発し，適宜修正を重ねていた。以下で事例を紹介したい。

● 看護手順チェックリストの修正

　医科研病院では医療安全のために定めた手順を全部署に浸透させるため，全看護師が毎年1回以上，注射薬の調製手順や接続手順などいくつかの項目について筆記テストと実技テストを受けることになっていた。

毎年テストを繰り返すことで全部署に統一した手順が浸透することを期待していた。しかし，それでも注射薬の接続ミスが発生することがあった。手順の逸脱をなくすためには，現場の実情に合った，合理的で無駄のない手順に変える必要がある。例えば，夜間など少数の看護師で多くの輸液を接続する部署があることを考慮し，1患者1トレイは徹底したうえで，複数の患者の注射薬をワゴンに載せることは容認することにした。1患者ごとに注射薬を取りにスタッフステーションに戻ることは，繁忙度を考えると非現実的で，そのようなルールをつくると手順の逸脱者が多く出ることが予想され，かえって危険だと考えたからである。そこで，複数の患者の注射薬をワゴンに載せてもエラーが起きない輸液接続手順を検討することになった。照合した輸液ボトルを他の注射薬と明確に区別するための，現実的で労作の少ない手順を検討した結果，「輸液ボトルを手に取り，患者のリストバンドと輸液ボトルのラベルを照合する」と，手に取る手順を追加した。一度手に取った輸液ボトルは，照合したのち，そのまま点滴台にかけるだろうと想定したからである。この手順ならば負担は小さく，逸脱者も少ないだろう。手順さえ守っていれば，照合済みの輸液ボトルが他の注射薬とすりかわるというエラーは起きないはずだと考えた。
　しかし，他の患者の注射薬を接続するというエラーが発生した。しかも，手順の逸脱はなかったという。どういうことかと，実技テスト合格者の手順を確認すると，照合済みの輸液ボトルを点滴台にかけずトレイやワゴンに戻す看護師がいることがわかった。点滴台にかけた状態で輸液ルートを差し替えると，薬液に曝露するリスクがあるため，薬の種類によっては一度手に取ってもそのまま点滴台にかけないことがわかった。そこで，「照合済みの輸液ボトルは他の注射薬と明確に区別できるところに置く」という手順を追加し，テストではその手順の順守を評価することになった。
　絶対に守ってもらいたい手順こそ，確実に守ってもらえるよう実情をふまえて吟味する必要がある。そして，正しい手順を浸透させるために

実施しているテストが，誤った行為の定着に結びつくことがないよう，まずは各手順の意図とチェックポイントを正しく理解した評価者を育成することが重要なのだと思い知らされた。

●看護管理者のコンピテンシー評価表の修正
(1) 成果とプロセス両面からの評価
マネジメント領域では，コンピテンシーとは「ある職務において，効果的かつ（もしくは）卓越した業績という結果を生む人の根源的特性」[14]を指し，採用から配置，育成，評価，処遇など，人事のあらゆる場面に取り入れることができる[15]。

東京大学では医科研病院と医学部附属病院（東大病院）が合同で，2007年度から2年かけて看護管理者のコンピテンシー評価表（コンピテンシーモデル）を開発した[16]。これは，過去に開発されたコンピテンシーディクショナリー[17]やコンピテンシーモデル[18,19]を参照したうえで，看護管理の成果に結びつく要素を取捨選択し，さらに，看護管理者の評価や育成に用いやすいよう領域を再構成したものである。看護師長・副看護部長・看護部長用と，副看護師長・主任用の2種類の評価表があり，各項目5段階の水準が設定されている。

2009年度以降，看護管理者は，目標管理による成果評価とコンピテンシー評価表を用いたプロセス評価を組み合わせた評価を受けている。

(2) 観察可能な「行動の背景にある根源的特性」
ちなみに，コンピテンシーは，「行動によって見極められる（知覚される）動機，自己効力感，思考，スキル，知識などを含む総合的な能力の概念であり，高業績につながると予測されるもの」[20]とも定義されている。日本では，一部で「コンピテンシー＝行動」という定義が広まったが，コンピテンシーは本来，行動そのものよりも，行動の背後にある根源的な特性（動機，自己イメージ，知識，スキル，思考パターンなど）に注目した概念である。根源的な特性でありながら行動として表れ，観察

可能であることがコンピテンシーの大切な特徴で，だからこそ，評価者と被評価者が事実に基づいて共通理解しながら実践を評価することができ，より成果につながる行動を模倣して学習することもできる。

(3) コンピテンシーモデル再編の過程

　コンピテンシー評価を導入して以降，看護管理者の育成や昇任者の選考に非常に有効だという感想が聞かれる一方で，項目のなかには必ずしも成果との関連が高くないものが含まれていることに気づいた。また，育成や選別の際に評価したい要素が不足していることにも気づいた。そこで，2013年度に2病院合同で評価表を見直し，領域の再構成，項目の削除や追加，概念の修正や拡張，そして各項目の水準の修正を行った。その結果，6領域25コンピテンシーが，5領域25コンピテンシーに再編された。

【領域の再構成】

　例えば，評価や評価面接を効果的に進められるような構成を検討した結果，領域の並び順は以下のとおりとした。まず，「管理者として備えるべき特性」について評価し，その後，「管理者としてビジョンを描く力（思考力）」「描いたビジョンを実現するために具体的に企画し実行する力（企画実行力）」「取り組みを進める際に人を巻き込む力（影響力）」の順に評価し，最後に，総合的に「チームを統率し引っ張っていく力（チーム運営力）」を評価することにした。

【項目の削除・追加】

　各領域に属するコンピテンシー項目も見直しを行った。例えば「管理者として備えるべき特性」に属する項目では，「自信」を削除し，「内省力」を追加した。「自信」は，難しい課題であっても自分の考えや方法でやっていけば成果をあげられるという自己確信の程度を表すコンピテンシーだが，評価を重ねるなかで，強い自信が必ずしも看護管理者としての成果に結びつかないことがわかった。むしろ，自分の考えや行動などを深く省み，失敗を認め，他者の意見も受け入れ，次の行動の改善に

つなげるといった「内省力」が高い管理者のほうが高い成果につながることが確認されたためである。

【概念の修正・拡張，水準の修正】

　概念の修正・拡張や水準の調整は半数以上の項目で行った。例えば，「チーム運営力」に属する「育成力」というコンピテンシーの評価基準には，部下をどのように育成したいかの明確な到達イメージを描き，「キャリアパスを提示する」ことが含まれていた。しかし，上司から部下への一方向的な「提示」ではなく，「共有する」ことが重要だとして概念が修正された。

　概念を拡張した例としては，「法令遵守」というコンピテンシーを「コンプライアンス」に変更したことが挙げられる。アクシデントやトラブルへの看護管理者の対応を振り返り，単に，関連法規や就業規則の理解と遵守の程度を評価するだけでなく，(一時的に)組織や自分に不利益を生じるかもしれない場面でも，社会規範や倫理と照らして，公正で適切な行動を選択し，周囲にも働きかけられるかどうかを評価するように修正した。現場のトラブル対応を通じて，これからの看護管理者には社会的責任の自覚と正しい行動が求められると感じたからである。

　もちろん，評価表を活用するためには，各評価項目や期待水準を十分理解する必要があり，学習には時間がかかる。頻繁な変更は避けるべきだが，より効果的な評価を行うために，また，評価が組織のミッションや理念の実現を支える人材育成につながるように，評価表を見直すことは大切である。

　評価には組織の未来がかかっており，そして，評価をどう行うかは，私たち看護管理者に託されている。ぜひ，日頃，自分たちが行っている評価を再点検し，より効果的で実用的な評価となるよう，現場から提案してほしいと思う。

生きものとしての「組織」

組織に目を向けよう

　まずは，スタッフの健康と安全を守り，安心を感じる職場づくりを行い，超過勤務命令の適正化，積極的で効果的な休暇，育児や介護との両立支援，個別の事情や目標への配慮など，生活や人生を豊かにすることや，公正に評価し処遇することに取り組んだなら，看護師が安心して働く土台が整ったことになる。個々の看護師が本来の力を発揮しはじめ，いきいきと働くように変わりはじめたのではないだろうか。

　しかし，個人が変わっただけでは，必ずしも，組織としての大きな変化が起きるとは限らない。組織は単なる個人の集合体ではない。組織に変化をもたらすためには，組織をどう捉えるかが大切である。

変わる自己，変わらない自己

　第2部で，看護部長選考に際して提出した「抱負」に書いた考えは，今も基本的には変わっていないことを紹介した。そして，「ときと場合によって言うことが違う」と言われるより，「また同じことを言っている」と言われるほうが，メッセージを伝えるという意味では成功ではないだろうかと述べた。

　しかし，本当に私は変わっていないのだろうか。次々と新しい課題に直面し，さまざまな他者とかかわり，新しい考え方や感性，思いがけない結果に触れて，感激したり，驚いたり，悩んだり，落ち込んだり，喜んだりしながら過ごしてきた看護部長としての4年間で，やはり何か変

わったのではないだろうか。

　そういえば何年か前，私が最初に働いた病棟の先輩たちと 10 数年ぶりに集まる機会があった。久しぶりの再会に，互いに「変わらないね〜」「全然，変わってない〜」と言い合っていたが，そのうち当時の写真のスライドショーが上映された。そのとき，写真のなかの自分たちのあまりに若々しい姿に私は絶句してしまった。「こんなに変わっていたんだ」と。

　ターンオーバーで細胞が入れ替わっても，私が私であることは変わらない。しかし，その場では変わっていないように見えても，少しずつ確実に変化している。同一性を保ちながら，私自身が新しい私を創り出していく。少し哲学的になるが，この項では，「自己」と「変わる」ことに関する理論として，「オートポイエーシス（autopoiesis）」という概念を紹介したい。

　「うーん，これは管理実践とは関係がなさそうだなぁ」と思った方がいるかもしれない。しかし，現場を紐解くには，現象を捉え分析するための概念枠組みが必要である。そして，オートポイエーシスは組織における現象を捉えるのに非常に適した理論なのである。

　私たち管理者が扱う現象は複雑で，時間とともに変化する。そして，管理者自身もその現象の一部となって変化に積極的にかかわっている。管理者の皆さんは，自分が組織や集団を「変える」ことよりも，組織や集団が「自ら変わる」ようになることを望んでいないだろうか。これから紹介する理論が，何らかのヒントを提供できることを期待している。

「自己」とは何か

　「オート」は「自己」，「ポイエーシス」は「制作」や「創作」を意味するギリシャ語であり，オートポイエーシスは「自己制作」[21]，「自己創出」[22]などと訳される。

　「自己」は，哲学はもちろん，社会学，心理学，法学，文学，生物学

などあらゆる領域の重要テーマだが，生命体における現象を応用して一般理論が展開されることも多い。

例えば，自己の「境界」はどこかというテーマがある。さっき食べたおにぎりは，いつ私になるのか？　髪の毛は抜けたら私でなくなるのか？　そもそも髪の毛は私なのか？　このように，身体・生命体としての自己の境界を問い，身体・生命体の活動や変化についても同様に問うて定義し理論化したうえで，それを集団や組織の境界や成立，活動，変化といった現象にも当てはめて解釈してみるのである。

「オートポイエーシス」は1970年代に，チリの生物学者ウンベルト・マトゥラーナとフランシスコ・ヴァレラによって，生命システムのメカニズムとして考案された概念である。

両者の共著[23]の訳者であり，わが国のオートポイエーシス研究の第一人者である河本は，オートポイエーシスを第3世代の革命的なシステム論だと紹介している。ただし，マトゥラーナらがこの理論を提示したときは「ひどく未完成な状態」で，ドイツの社会学者ニクラス・ルーマンがオートポイエーシスを応用した膨大な量の論文を書き，この理論を一般システム論へと展開する道筋をつけたものの，理論としての成熟度は不十分だという[24]。しかし，現場に存在している複雑な現象をそのまま扱えるこの理論は大きな期待をもって迎えられた。

難解なオートポイエーシスを理解するために，河本に倣って，まずは第1世代システム論，第2世代システム論の説明をしたい。

第1世代システム論——秩序を維持する力

●開放系

人間は外界と物質やエネルギーのやりとりをしながら自己を維持している。熱力学では，このような状態を「開放系・開いた系(open system)」という。ちなみに，外界と物質もエネルギーも交換しない構造は「孤立系(isolated system)」，外界とエネルギーの交換はするが物質

を交換しない構造は「閉鎖系・閉じた系(closed system)」という。

　自分が所属している職場組織(自分とスタッフたちで構成される集団)に置き換えて考えてみよう。私たちのような医療分野では，製造業のように外部から原材料を仕入れて製品として外部に出すというような物質の出入りは少ない。しかし，多くの場合，人の出入りはある。また，外部から情報や指示，評価など無形のエネルギーを受け，仕事という無形のサービスを生み出している。そのため，「開放系」に相当するといえる。

● **動的平衡システム**

　人間の場合，何らかの物質を取り入れたり，外部環境が変化したりしても，自己の内部は一定に保たれる。果実酢をたくさん飲んでも血液のペーハー(pH)は一定の範囲に保たれ，温かい室内から寒い屋外に出ても体温は一定に保たれる。私たち看護師がよく知っている「ホメオスタシス」である。

　集団の場合も，例えば生態系のように秩序は一定に保たれる。開放系であるため，外界と物質やエネルギーの出入りはあるが，それでも定常的な状態が維持される。この自己維持のメカニズムを「動的平衡システム」という。

● **職場における動的平衡システム**

　職場に動的平衡システムが作動している例として，米国ボストン近郊の3つのフルート会社を対象に実施された研究[25]を紹介しよう。3つの会社は，規模や組織形態は類似しているが，はっきりと違う特徴をもつフルートを製作していた。研究により，フルート職人が入れ替わっても，ときにはこの3つの会社間で職人が転職しても，各会社とも従来と同じ品質とスタイルのフルートを従来と同じ方法で作り続けることがわかった。

　新しく就職した看護師がその職場の組織ルーティンを学習し，やがて

はその職場の組織ルーティンをそっくり受け継ぐ「一人前」の看護師になることは，第3部で紹介したように筆者の研究でも観察された[26]。組織は，個々のスタッフに還元できない，ある種の全体的な特性をもっており，さらに，それを一定に保ち続けようとする力が働いているのだ。

第2世代システム論──秩序を形成する力

●自己組織化

しかし，生命体を考えると，種から根が出て，芽が出て，茎が伸び，花が咲くように，また，未分化の胚が細胞分裂を繰り返しながら，やがて個々の器官となり，さらには個体を形成するように，劇的に変化する現象もしばしば観察される。この変化の過程では，各段階で自己生成を繰り返しており平衡状態にはならない。そのため，この現象は「動的非平衡システム」と捉えられる[27]。

動的平衡システムである第1世代システムは，外界との相互作用にもかかわらず定常状態を保つ自己維持のメカニズムであったが，この第2世代システムでは，外界と物質やエネルギーを交換しながら自己を形成する。外界と物質やエネルギーを交換し，自己を生成しながら，自ら何らかの構造を形成しようとする働きは，「自己組織化(self-organization)」とも呼ばれる。

第1世代システムでは，動的平衡状態にある自己内の各部分あるいは各階層の1つひとつも動的平衡状態にあり，部分同士・階層同士の関係は安定した定常的な関係になっている。例えば，クラスのなかにいくつかの仲良しグループができており，そのグループ内の人間関係も，グループ間の関係や距離も固定された状態をイメージするとよい。

一方，第2世代システムでは，自己生成するとき，自己内の部分・階層もその都度形成していっており，部分間・階層間の関係も同時に形成していく。河本は，「流動する無秩序状態から，自己生成をへて秩序状態が形成される」のであり，階層が階層として形成されていくプロセス

が問われているのだと指摘している[28]。

●職場における自己組織化

職場組織で考えると，メンバーが増えるにつれて，分業制が取り入れられ，各セクションに責任者が置かれ，やがて責任者が集まる会議でものごとを決定するようになるといった変化や，こうして形成された秩序や構造が環境変化や問題発生に対応するためにさらに変容していくことが，第2世代システムに該当する。

また，定常状態に見える職場でも，「新参者」個人に注目すると劇的な変化が起きている。前述の筆者の研究[26]でも，新しく病棟に配属された新人看護師は最初，ときに矛盾・対立する無数の断片的な組織ルールに取り囲まれた「カオス」状態にあった。しかし，どんなときにどの組織ルールを実行するのか，複雑な条件づけ（例：10時に検温をしなければならないが，センサーマットが鳴ったらその対応が優先など）を1つひとつ学ぶことで，組織ルールが構造化され，そのときその場に合った行動を選択できる「一人前」の看護師に変化していった。

●健康生成論

少し話がそれるが，無秩序のなかで秩序を創り出すという視点で健康のメカニズムを説明したものに，アントノフスキーの「健康生成論（salutogenesis）」[29]がある。アントノフスキーは，ストレス対処力として注目された「首尾一貫感覚（sense of coherence：SOC）」の提唱者である。

それまでの健康に関する考え方では，人間にはもともと秩序を保つ力（ホメオスタシス）が働いており，それを乱す要因を発見し排除することが保健活動であった。「健康生成論」が画期的だったのは，人間にはもともと無秩序に向かう力が働いており，そのなかで一貫性を保つメカニズムが働くことで健康を保っているという，逆の発想だからである。アントノフスキーは，健康を阻害する病因やリスクファクターではなく，健康を保っている要因を探究することを提案したのである。

第3世代システム論──オートポイエーシス

●オートポイエーシスの定義

さて、いよいよオートポイエーシスである。このシステムは、第1世代、第2世代のシステムと比べて、より生命体そのものに近い。マトゥラーナらは以下のように定義している[30]。

> 「オートポイエーシス・システムとは、構成素が構成素を産出するという産出（変形および破壊）過程のネットワークとして、有機的に構成（単位体として規定）されたシステムである。このとき構成素は、次のような特徴をもつ。
> （ⅰ）変換と相互作用を通じて、自己を産出するプロセス（関係）のネットワークを絶えず再生産し実現する。
> （ⅱ）ネットワーク（システム）を空間に具体的な単位体として構成し、また空間内において構成素は、ネットワークが実現する位相的領域を特定することによってみずからが存在する。」

この定義だけ読んでも「さっぱりわからない」と思ったのは、私だけではないだろう。理解を助けるために、まずは、河本が著書『オートポイエーシス─第三世代システム』のあとがきに書いている例え[31]をかいつまんで紹介しよう。

●ラグビーチームの例え

ラグビーチームを考えてほしい。日頃からさまざまなフォーメーション・プレーを練習し、それらを自在に運用できるよう反復練習を重ねているとする。プレーヤーはフォーメーションに応じて役割を担うが、やがて、フォーメーションのサインが出されると、各人が一斉に各自の役割を実行するようになる。誰かがある役割を果たせなければ、他のプレーヤーが代行することも自然になされるようになる。ここまでは従来

のシステム論で説明できる現象であり，練習すれば到達できるレベルである。

こうした状態がさらに進展した状態をイメージしてほしい。各プレーヤーがさまざまなフォーメーションのルールを十二分に体得し，ルール自体を意識せずに動く状態，すなわちルールが内面化されて，あたかもルールが消滅したかのような状態に到達する。この状態になると，一人のプレーヤーの動きが他のプレーヤーの動きを引き起こし，この動きがさらに次のプレーヤーの動きを引き起こすというように，次々と動きが引き起こされ，継続して動きが作動する状態になる。

このとき，あらかじめ定めた作戦を運用する段階はすでに超越している。サインによってフォーメーションを切り替える必要もなく，各プレーヤーにあらかじめ割り当てられていた役割も消滅している。一人のプレーヤーが意図的だとしても偶然だとしても何らかの動きを起こすと，この動きが継続されるように他のプレーヤーが動きを開始する。このように，動きが継続されるようにチームが作動し続けたとき，オートポイエーシスの段階に到達しているといえる。

● **オートポイエーシスの特徴**

もう一度，オートポイエーシス理論に戻ろう。河本は，オートポイエーシスを「反復的に作動を繰り返すシステムであり，それによって観察者からみたときのシステムの『境界』を区切り，構成素の産出を通じてみずからの構造的秩序を産出する。このシステムは作動に先立っては，ほとんど何も決定されておらず，作動をつうじて自己形成する」と説明している[32]。

作動することによってシステムが存在する

オートポイエーシスの特徴の1つは，「作動することによってシステムが存在する」ということである。作動が停止すると，システム自体が消失する。ラグビーチームでいえば，作動していた連続的な動きが，得

点を入れたなど何らかの理由で停止すると，その途端にシステムは消失し，プレーヤーの集合体がグラウンドに残される。もちろん，再び動きの連続が開始されれば，そこにオートポイエーシス・システムが出現する。

作動によって自らの境界を定める
　オートポイエーシスのもう１つの特徴は，「作動によって自らの境界を定める」ということである。作動によってシステムの内部と外部が区分されるのであって，作動に先立っては内部も外部も存在しない。ラグビーチームのプレーヤーは，システムが作動したときにその作動の継続に関与したか，しなかったかで，そのときシステムの内にあるか外にあるかに区分される。プレーヤー自身が内部と外部に分かれているわけではない。内部と外部の区分が見えるのは，あくまで観客の視点であって，システムの作動が繰り返されるたびに境界も引き直される。

入力も出力もない循環的な自己回帰システム
　そして，オートポイエーシスの大切な特徴は，「入力も出力もない循環的な自己回帰システム」だということである。自らの作動を通じて自己を産出し，その自己が自己自身に関与するように作動するため，反復的に自己を創り出す。開放系なので，外部環境との出入りはあるのだが，システムの作動（自己の構成素を創り出すこと。この例の場合，自チームに新しい動きを創り出すこと）は自己自身（直前に自チームで創り出された動き）から起こるため，入力（外からの指示など）は必要ない。また，作動の結果，創出するのも，自己の構成素（新しい自チームの動き）であり，自チームの作動を継続させることであるため，外部への出力がない。このように，作動に関しては，自律的な閉ざされたシステムなのである。しかし，作動のつど，自己の境界を引き直すため，自己は少しずつ変化し，自己を捉える視点も変化している。今，自チームを見る視点は，さっき自チームを見たときの視点とは違うところにシフトし

ている。

　オートポイエーシス・システムは境界を自ら創り出すことによって，そのつど自己を制作するのであり，第2世代のように，自己が決定されないまま変貌していくのでも，定まった目標に向けて変化しているのでもない。作動しながら自ら変貌していく自在さがある。

　オートポイエーシスについて，少しイメージしていただけただろうか。第1世代システムにおいては，何か新しいことが起きるのはまれである。第2世代システムでは，揺らぎを契機に新しいシステムの創出が起きる。しかし，第3世代システムでは，創出自体がシステムの本質である。

　教育学者の海野らは，オートポイエーシス理論を用いた授業研究を行っている[33]。海野らは，「学び」をオートポイエーシスが創出する構成素だとすると，オートポイエーシス・システムとしての授業は「『学びが"学びを生み出すシステム"を生み出す』過程が継続されるシステム」であり，「自ら生み出した"学び"をもとに，次の"学び"を生み出すという作動をしている」と述べている。同じく教育学者の蘭は，オートポイエーシス理論や動的非平衡型認知システムを用いて学級運営の分析をしている[34]。次の項で看護管理実践へのヒントが多い，これらの研究を紹介したい。

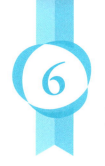

6 自分が新しい自分を創り出す
——第2・第3世代のシステム論

教育学研究からのヒント

　自分の組織をなかなか変えることができず，悩んでいる看護管理者へ，教育学分野の研究を紹介したい。学級という集団は1年間，基本的にメンバーが入れ替わらないため，いじめや特定児童の排斥，階層化した人間関係など，一度ルールが形成されるとそれを変革することは難しい[35]。看護サービスの提供といった共通目標も雇用契約もないため，看護管理者が直面している状況よりも深刻なことも少なくない。しかし，それでも，ドラスティックに変貌を遂げた学級事例がしばしば報告される。そのとき，そこで何が起きていたのか。それを知ることは，同じように悩む別の教師の学級運営の手がかりになる。そして，教師を看護管理者，生徒をスタッフに置き換えることで，看護管理の現場にも多くのヒントを与えてくれる。

システムとしての学級

　蘭ら[35]は，学級を1つのシステムとして捉えることを提案している。学級は通常，一人の担任教師と40人前後の生徒で構成されるが，教師と生徒それぞれの個性の総和で学級のルールや雰囲気が決定されるわけではない。各個性に加えて，教師と生徒個人，あるいは生徒同士にどのような相互作用が存在するかで，学級のあり方は大きく変わる。学級の担任となった教師は，それぞれ教育目標を掲げ，1年間の学級運営計画を立案し遂行しようとする。しかし，学級内にさまざまな事象が起き，

また，社会的・政治的要因など外部からの影響も受けるため，必ずしも教師が思い描いたとおりにものごとは進まない。だからこそ，学級のリアリズムを複雑なまま受け入れ，その構造やプロセスをつぶさに分析する研究アプローチが必要だと蘭らは指摘している[35)]。

　これらは，私たち看護管理の現場にも共通している。もちろん，条件をコントロールした研究や，数量化した統計解析のインパクトと有効性は十分に認識している。しかし一方で，事例をまるごと紐解くことでしか得られない示唆もある。

動的非平衡システムとオートポイエーシスで捉えた学級運営

　蘭は，前述した「動的非平衡システム」や「オートポイエーシス・システム」を用いて，学級集団や生徒個人の変化を分析した研究を数多く実施している。ここでは，ある男性教師が担任した「いじめのひどい学級」の2年間の変容過程についての報告を取り上げる[35, 36)]。看護管理実践との共通項を見いだすために，東大病院・医科研病院の看護部が合同で開発した看護管理者のコンピテンシーモデル[16)]にも触れながら紹介したい。

●「閉じられた」学級

　この学校は，生活保護世帯が4割を占めるなど経済的に困窮した家庭の子どもが多く，学習よりも生活指導に多くの時間が割かれる教育困難校であった。この男性教師が赴任して担当した5年生の学級は，そのなかでもひどいいじめがある問題学級であった。学級数が少ないため，入学当初から生徒の顔ぶれはほぼ変わらず，人間関係が固定的になっていた。クラス全員から恐れられているいじめの中心人物O男を頂点に，いじめの階層関係ができていたのである。O男が自分のグループの仲間をいじめたり，命令して他の生徒をいじめさせたりしていた。そのいじめられた生徒が他の生徒をいじめ，さらにその生徒が別の生徒をいじ

め，男子のなかで最も下位層にあたるいじめられっ子Ｉ男が今度は女子をいじめ，女子のなかでもいじめの階層ができている状態であった。友達からの信頼が厚いリーダータイプの女子，Ｙ子が何度もいじめをなくそうと立ち上がり行動したが，その度にひどいいじめに遭い，もはや諦めかけている状態であった。

　また，いじめだけでなく，授業時間になってもいじめっ子グループが教室に戻らなかったり，授業中も机に足をのせたり騒いだりするなど，授業が成立しない状況にあった。教師が何を言っても生徒に反応がなく，しらけた雰囲気が漂っていたそうだ。学級全体に無力感と陰湿な雰囲気が漂い，教師が一人でしゃべり，一人で頑張っているという空回りの状態であった。

　この状態を，蘭らは「閉じられた」学級と表現している。人間関係が固定的で閉塞的で，頑なな階層性がある。生徒たちは他人（いじめっ子）の目を気にして自由にふるまえず，閉塞感や緊張感に満ちている。前項で紹介した「動的平衡状態」にあり，いじめをなくしたいと願うＹ子が努力しても，頑なな平衡状態は崩れず，学級は変わらないまま留まっている。

　この絶望的な状態からスタートする担任教師のことを思うと，私たち看護管理者が背負っている状況はまだ恵まれているのかもしれない。しかし，こんな学級が，この後，劇的に変化していく。

●教師による基本的なルールの提示

　担任教師は，学級活動を円滑に行うため，次の基本的なルールを示し，このルールを破ったときには厳しく注意すると宣言した。
❶命や大怪我にかかわるような危険なことをしない。
❷まじめに努力している者を笑ったり，馬鹿にしたりしない。
❸学級に著しく迷惑をかけることはしない。
　そして，Ｏ男らが授業開始時間を15分，20分過ぎても教室に戻らなかったとき，本気で叱ったという。まだ信頼関係ができていないうちに

叱ると生徒たちとの関係構築が難しくなるのではないかという不安もあったそうだが，ルールを決めた以上，実行しなければならないと考え，これは❸にあたるとして厳しく叱ったという。

その後，生徒たちは学級活動を少し行うようになったが，積極性はなく，学級に漂っている無力感と陰湿な雰囲気も変わらず，教師は力で押さえつけることしかできない自分を情けなく思ったという。

ちなみに，この教師の行動は，東京大学のコンピテンシーモデルでは，「領域5：チーム運営力（チームをまとめ動かす力）」の「指導・強制力」というコンピテンシーに該当する。「指導・強制力」は，管理者が倫理的に，あるいは社会人として守るべき基準をスタッフに伝え，指導・注意し，状況を好転させる行動であり，職位をもつ人が発揮しなければならないコンピテンシーである。

●教師による学級の問題の把握

教師は生徒たちのよい面を積極的に発見し，フィードバックすることに努めた。今まで周囲から「悪い」と言われ続けた生徒たちだけに，自分がよい面を認めてやらなければという気持ちであったという。日を重ねるうちに，生徒たちとの会話も増え，学級のことについて作文に書く生徒も出始めた。教師は，会話や日記，アンケートや家庭訪問などから多くの情報を収集し，いじめが3年生の後半頃から顕在化し，4年生に担任が変わって一気に表面化したこと，O男を頂点とするいじめの階層関係ができており，O男らはこの階層性を脅かす者はたとえ教師であっても攻撃してきたことなどがわかったという。

この時期の学級は，徐々に諸活動を行えるようにはなってきたが，相変わらず無力感や冷たい雰囲気が漂い，教師の指示がなくては何もできない状態であった。しかし，何人かの生徒が教師に心を開くようになってきたそうだ。

前述のコンピテンシーモデルでいうと，この時期の教師は，「領域4：影響力」の「対人感受性」を発揮しながら，「領域2：思考力」の

「情報志向」「分析的思考」「概念化」のコンピテンシーを発揮し，学級の問題を把握していたといえる。

●学級目標の決定

ほとんどの生徒たちは，いじめがあることは知っていても，そのことの重大さを認識しておらず，解決しようという気持ちも希薄であった。正義感の強いY子はいじめを何とかなくしたいという気持ちをもっており，この頃，作文に「いじめをなくさないとみんな学校が楽しくないと思います。みんなで力を合わせていじめのない楽しい学級にしたいと思います」と書いた。

担任教師は，いじめの問題を学級全体で理解させ，解決に向けて話し合わせるため，Y子の作文を題材に学級会を開き，学級目標を話し合わせた。しかし，1時間目は何も意見が出ず，シーンとしたまま過ぎたそうだ。生徒たちに，いくら話し合っても無駄だという諦めの気持ちや，後でいじめられたら怖いという気持ちがあったためだ。2時間目の最初に，教師は，「みんな，今のままでいいのか。今学校に来るのが楽しいのか。みんなもきっと今のままではいけない，何とかしなくてはいけないと考えているはずだ。そのためには目標を決めて，みんなで力を合わせて頑張っていくしかないのではないか。学級目標が決まるまで，何時間でも何日でも続けるぞ」と真剣に呼びかけたという。

そこでY子が口を開き，続けて何名かの生徒が発言した。決して活発とは言えない話し合いであったが，「思いやりの心をもち，互いを認め合う学級」という学級目標を立てることができた。「協力して仕事をする」「人のよい面をみる」という下位目標も決まり，掃除や係活動，帰りの会のプログラムに取り入れることにした。しかし，1学期のうちはほとんど効果がなかったという。

このときの教師の行動は，コンピテンシーモデルでいうと，「領域1：個人の特性」の「信念の維持」，「領域3：企画実行力」の「達成志向」の発揮といえるだろうか。この学級を変えたい，みんなで力を合わ

せて楽しい学級にしたいという教師の願いと，そのことを諦めないという教師の決意を語り伝えているからである。

● 揺らぎだした学級

　2学期には運動会があった。生徒たちは，みんなで協力して1つのことをするなんて，すっかり諦めていた。ある女子は「この学級は何をやってもダメ」「みんなバラバラ」と作文に書いていた。教師は，運動会を2学期前半の重要な指導機会と捉え，目標をもって協力し助け合いながら運動会に参加させ，生徒たちに成就感や満足感を味あわせたい，そうすれば，生徒たちも学級の力，一人ひとりの力を確信できるようになるのではないかと考えた。

　6年生と合同で行う組体操を成功させようと話し合い，教師は，いじめの中心人物であるＯ男を組体操のリーダーに任命した。体が大きく体力もあり，統率力もあるＯ男を活かすことで，彼自身の成就感を満たし，他の生徒のＯ男に対する見方を変えられると考えたそうだ。そこで，Ｏ男に，中心となってみんなを引っ張るよう伝え，手や足の位置，組み方なども助言した。Ｏ男は大いにリーダーシップを発揮し，自らは組体操の最下段できつい思いをしながら，他の生徒たちに細かな指示を出した。生徒たち同士も互いに指示し協力し合い，猛練習した。

　その甲斐もあって本番は見事に成功し，運動会前に「何をやってもダメ」と作文に書いていた女子生徒は，運動会の後，「きつくてつらい練習を積み重ねてきて，初めて1つのことができるとわかった。そういう意味で組体操は運動会で一番の思い出になる。今までの運動会のなかでも今年が一番終わったときの気持ちがよかった」と感想を書いたという。Ｏ男は，親や教師たち，級友からその頑張りを認められ，学校でも自宅でも精神的に安定し，笑顔が増え，粗暴な言動が減った。忘れ物も極端に減り，学習にも真面目に取り組むようになったという。

　また，男子のなかでいじめの下位層にあり，女子をいじめていたＩ男は演技係として台上で全校生徒に号令をかけたり，用具の運搬を担当し

た。運動会が終わったあと,「先生,俺がんばったよ」とはにかみながら教師に言ったそうだ。I男も周りの生徒たちから認められ,馬鹿にされることが減り,I男自身も女子に対する暴言が減り,時々女子と笑いながら冗談を飛ばし合うようになった。

　この頃になると,学級が変わり始めたことを生徒みんなが感じていただろう。運動会という機会を逃さず,それぞれの生徒のよい面を見いだしていた教師がそれぞれの生徒に役割を割り当て,協力して取り組ませたことで,生徒たちが互いにこれまでとは違った一面に接し,これまでとは違った人間関係が生まれたのではないだろうか。頑なだった動的平衡状態に揺らぎをもたらしたのである。

　コンピテンシーモデルで考えると,「領域2：思考力」の「概念化」や,「領域5：チーム運営力」の「育成力」と「チームワーク」を発揮したと言えるだろう。運動会という機会を今の課題解決につながる重要な好機と捉え(概念化),各生徒の特性を踏まえて個別の成長につながる係や役割を割り振って,しっかりとやり遂げられるよう助言し(育成力),学級全体に対しても,生徒の互いの特性や役割,頑張りを認め合い,協調して取り組めるよう働きかけた(チームワーク)からである。

● 「開かれた」学級へ

　生徒たちに,「運動会を成功させたのは自分たちが協力して頑張ったからだ」「自分たちの力をみんなのために役立てることができた」という気持ちが生まれ,Y子や一部の男子から「自分たちの力を何かに役立て,学級を伸ばしていきたい」という意見が出た。Y子は「空き缶拾い」を提案し,他にも玄関掃除,保育園の庭掃除,花壇づくりなどの案が出たそうだ。話し合いの結果,みんなで「空き缶拾い」をすることになり,担任教師はこれを2学期後半の重点指導課題とし,運動会で発揮した学級の力を確かなものにしたいと考えた。

　1回目の空き缶拾いは,「校外に出られる」「勉強しなくていい」と遊び半分に参加していた生徒たちだったが,「卒業までに1万個拾う」と

いう目標を立てたため，2回目以降は友達と手分けして真剣に空き缶拾いに取り組んだ。泥だらけになったり，側溝に落ちたり，ゴミ袋が破れたりした友達のことを笑うような生徒はおらず，心配したり頑張りをほめたり手伝ったりするようになっていた。終了後は，教室で喜びいっぱいに，拾った個数を報告していたそうだ。

　3学期になると，生徒たちが授業で自分の考えや意見を述べるようになり，掃除や係活動，当番も協力して行えるようになった。以前のように，O男を中心に学級が動いているという感じではなくなり，O男やI男に対して注意ができる生徒が複数出てきて，O男やI男も友達の意見をかなり素直に受け止めるようになったという。Y子は3学期になると，「学校に来るのが楽しい」と頻繁に口にするようになったそうだ。

　そして，6年生でも同じ担任教師の下で，この学級は空き缶拾いを続けた。次に拾いに行く場所や役割分担，準備道具なども，前回の状況に基づいて自分たちで話し合って決めるようになった。他の学級からは「空き缶拾いの学級」と呼ばれ，学級の生徒たちの連帯感や所属感が高まった。さらに，学校全体の行事としても，毎学期空き缶拾いをすることとなり，その後，町内の他の学校にも空き缶拾い活動が広がっていった。生徒たちの学級への帰属意識や連帯感はますます高まり，学級アイデンティティの確立につながった。O男もI男もすっかり学級に溶け込み，生徒たちが特別扱いすることはなくなり，女子が「O君，重いからこれ1つ持って」とゴミ袋を差し出しても，嫌な顔をすることなくそれを運ぶなど，自然に協力したり助け合ったりするようになったそうだ。

　6年生の青年の主張大会には，当初女子のなかでも最も下位層のいじめられっ子で，自信がなく，暗く，無口で友達も少なかった女子が学級の代表に選ばれた。目立たないが人に親切で，学力や運動能力が高く，黙々と真面目に仕事に取り組むところを学級の生徒たちが認め，推薦したそうだ。その頃には自信を取り戻し，明るく活発になっていた彼女は，喜んでその大役を引き受けた。スピーチの最後に「空き缶拾いだけ

でなく，違ったやり方も取り入れて，町を美しくしたい」と彼女が述べたことを受けて，学級会で空き缶入れを作り，バス停などに取り付けることが決まった。

　この学級は，6年生の2学期後半の学習発表会で器楽演奏を発表する際も，男女関係なく教え合い，励まし合いながら自主的に練習し，本番を成功させた。この頃には教師も生徒も楽しく授業に臨むようになり，学級の諸活動も各班がアイデアを出し合って，男女協力して活発に取り組むようになった。生徒たちは自分の力も学級の力も信頼するようになり，一人ひとりが重要な存在であるという意識が深まっていった。もはや，閉じられた学級の面影はなく，新たな学級がつくり出されていた。

　教師自身は特別なことをしたつもりはないが，強く意識したのは，「多くの協同活動を行うなかで，それぞれの生徒たちの特徴を生かした役割を協力して行わせたこと」だったと振り返っている。

　この時期の教師は，コンピテンシーモデルを用いると，高まったチームの力をさらに引き出し伸ばすために，「領域5：チーム運営力」の「育成力」と「チームワーク」を高いレベルで発揮し続けたといえる。

変容過程の考察

　さて，この劇的な学級変容過程を読んで，皆さんはどう思っただろうか。根強い職場風土に変革を阻まれて悩んでいる管理者なら，「ぜひ参考にしたい」と思ったのではないだろうか。各時期に教師が何をしたのかについては，文中で看護管理者のコンピテンシーモデルと併せて紹介した。でも，その方法では，いったい学級に何が起きたのか，学級がどう変わったのか，いきいきとした力動的な変容過程を捉えることができない。蘭らは非平衡型認知理論，および，オートポイエーシス理論を用いてこの変容過程を捉えることを試みた[34,36]。

●オートポイエーシス理論を用いた考察

　蘭らは,「集団を管理運営していく立場にある担任教師にとっては,学級の構造や役割を明確にし,機能的に集団を運営していこうと考えるのは自然なことであるし,必要な作業でもある」としながらも,「その方策によっては,逆に学級集団を崩壊させる危険性も孕んでいる」と指摘している[34]。実際に,集団を効果的に運営していこうとする教師の意図に反して,学級集団が集団として機能しなくなっていく例は少なくない。看護管理の現場でも,目標に向けて自部署を組織化し役割分担をして年度をスタートさせたにもかかわらず,思い描いたように展開していかないことがある。

　蘭らは,だからこそ,「学級というシステムのなかで新たなシステムが創出され,それが変容していくメカニズムを検討することは意義深い」と述べている[34]。オートポイエーシス理論を用いて学級集団を見ようとするとき,実は,前提となる生徒像や教師の役割の転換を迫られる。オートポイエーシスは「自己が自己を決定する」システム論であるため,教師が未熟である生徒を保護,指導し,学級という集団を管理,運営していくという発想では,現象を捉えられないからである。蘭らは以下のように述べている[34]。

　生徒(自身)が生活し学習するなかで,自分の行為を継続可能にするために形成していくのが自己(生徒自身)であり,この生徒の自己形成,自己創出のプロセスにおいて環境として機能していくのが教師の役目である,という考え方がオートポイエーシスの思想である。ここでは,自己を形成していくことで生活に関する能力や学習を獲得していく生徒像がイメージされる。

　看護管理者が「主体的に行動しなさい」と部下に命じている状況を想像してほしい。「主体的に」と「命じる」ことの矛盾に気づくだろう。オートポイエーシス理論から見れば,看護管理者に求められるのは,

「主体的に動け」と部下に「命じる」ことではなく，部下が自ら次の行動を起こし続ける状態，自己参照しながら新しい自分を創り出し続ける状態に至るよう，「環境として機能」することだということになる。

　では実際に，教師あるいは看護管理者は，どのタイミングでどう行動すればよいのだろうか。蘭らは，「平衡の状態（閉じられた学級）」→「平衡から離れた状態への萌芽（揺らぎだした学級）」→「平衡から遠く離れた状態（開かれた学級）」→「平衡への萌芽」→「平衡の状態」というサイクルで表される学級集団過程の四相モデルを提起し，特に重要なのは「平衡から離れた状態への萌芽」だと指摘している[35,36]。この各段階に，前述の担任教師はどのように学級にかかわったのか。蘭らの考察[35,36]を少し補足しながら紹介したい。

●平衡状態

　複雑系のシステムに当てはめて考えると，この学級は，担任教師が赴任した5年生の当初は下記の特徴をもつ「閉じられた」学級であった。
①固定的な学級内の人間関係：O男をトップとするいじめの階層があり，O男を中心とするグループに都合のいいルールができていた。O男はそのルールに違反した者に罰を与える立場にあり，4年生までは教師であっても罰やいじめの対象となった。
②「ゆらぎ」のない緊張感，閉塞感：生徒は常に腕力の強い上位者からの圧力に注意を払い，びくびくしながら過ごしていた。それまで教師でさえこの状態を改善できなかったため，生徒たちは虚無的な感覚をもっていた。
③自己参照点のなさ：生徒は自分の判断で行動できず，絶えず周りの他の生徒の目を気にしていた。

　このとき学級は「動的平衡状態」にあり，教師や一部の生徒が変えようと努力しても，頑なな階層関係が崩れることはなかった。この学級に赴任してきた担任教師も当初はうまくかかわることができなかった。そこで，理想とのギャップではなく，現実の生徒たちを見るようにして，

よいところを見いだしてはフィードバックするよう，かかわり方を切り替えた。

● 平衡から離れた状態への萌芽

　担任教師のそれまでの働きかけや呼びかけに反応して，生徒のなかから「このままじゃいけない」「いじめのない楽しい学級にしたい」「変わりたい」という声がもう一度出るようになった。「閉じられた」この学級の状態を打開したいという機運がまさに萌芽したこのときを逃さず，教師は積極的に介入した。運動会というイベント，生徒からの「空き缶拾い」の提案といった，1つひとつの機会を活かしながら，教師はそれまでの階層的な支配関係，平衡状態に揺さぶりをかけていったのである。

　学級を「揺るがす」ために教師がした選択は，運動会の重要な役割に，いじめリーダー格のО男や，男子のなかではいじめられっ子の最下層にあり，その分，女子をいじめているI男を抜擢し，皆の協力の下に活躍させるという方法であった。今までの役割(非公式に担っていた役割，立ち位置)とは違う役割を任命し，生徒同士が互いに今までとは違う側面に触れるようにして，それまでの固定的な人間関係に変化をもたらそうと試みたのである。この任命には，教師がその前段階として，それぞれの生徒の特性，長所を見いだしていたことが大きい。また，この新しい役割を無事に成し遂げられるよう，教師はО男やI男に対して細やかに支援したからこそ，彼らの役割遂行と運動会の両方を成功に導けたのである。

　そして，この運動会の成功体験で生徒たちに自信と変化が芽生え，一部の生徒から「自分たちの力を何かに役立てたい」という意見が出て，学級会で「空き缶拾い」が提案された。この好機を活かせなかったら，せっかく萌芽した機運も萎み，やがて元の学級の状態に戻っていたかもしれない。担任教師は，「空き缶拾い」が運動会で発揮した学級の力を確かなものにする絶好の学習機会になると見抜いた。だからこそ，「空

き缶拾い」を2学期後半の重点指導課題に据えるという判断をし，実現させた。生徒たちに「卒業までに1万個拾う」という目標を立てさせたことは，遊び半分だった生徒たちを本気にさせた。そして，授業で生徒たちが自分の考えや意見を述べるようになった時期には，「空き缶拾い」についても，生徒たちが自分たちで拾う場所や役割分担，準備道具などを考え，話し合って決めるようシフトしていった。生徒たち自身の力を動力として，学級を元の平衡状態から遠く離れた状態へと動かしていったのである。

●平衡から遠く離れた状態

　「空き缶拾い」の活動は，生徒たち一人ひとりが自分たちで計画し実行する主体性のある学級に変貌を遂げる契機となった。

　学級から笑い声が聞こえるようになり，互いに助け合い学び合える人格的なかかわり合いのもてる関係へと発展していった。

　生徒同士の関係も大きく変わった。いじめっ子の頂点であったO男に対しても，生徒が自然に助けを求め，O男も自然にそれに応じるようになっていた。元いじめられっ子で暗く消極的であった女子生徒が，学級の皆によさを認められ，青年の主張大会の代表に選ばれるようにもなった。

　しかも，彼女の「空き缶拾い以外の方法も取り入れて町を美しくしたい」という大会での発表を受けて，学級全体で空き缶入れを作り，町内に設置することに取り組んだのである。従来の階層関係のなかでは，最下層の女子生徒には提案する機会は与えられず，たとえ発言してもその提案はつぶされ，ひどいいじめにあったことだろう。

　この頃には，学級は「平衡から遠く離れた状態」，すなわち常に新しい秩序を形成し変化を生み出せる状態となっていた。以前のような固定的な階層関係はなく，生徒たちは自由に新しい関係を結び，新しい役割を担えるようになっていた。また，誰かの顔色を窺いながらではなく，各自が自分で判断し意見を述べられるようになっていた。生徒たちは自

分たちの手で，以下の特徴をもつ「開かれた」学級を創り出したのである。

①開放的な雰囲気，自由な相互交流：O男を頂点とする階層関係を気にすることなく，だれとでも自由に交流できるようになった。開放的で明るい雰囲気ができた。

②新たな秩序の出現と構造の変化：腕力の強い者からのトップダウンではなく，話し合いや意見の交流で学級の方向性が決定されるようになった。また，この変化でも階層性が崩れた。

③自己を触媒とした自己参照性の出現：自分たちが考えて始めた空き缶拾いという行動が周囲から評価されたことで，自分たちの考えや行動に自信をもてるようになった。自分たちで自分たちの活動を計画し，評価し，コントロールできるようになった。

　特に6年生の後期は，「開かれた」学級のなかで，生徒同士のコミュニケーションを軸に，自分たちで新たな学級を再生産し続ける「オートポイエーシス」の状態に至ったといえる。

何が生み出されているかを注視する

　このように非平衡型認知理論やオートポイエーシス理論を用いて事例を分析することで，どの段階で何をしたことが学級変容の鍵となったのかを知ることができる。

・この教師が，このままの学級ではいけないという気持ちをもち，同じように思う生徒のあげた声を逃さず学級に働きかけたこと
・行事などの機会を利用し，役割を任命することで平衡状態に揺さぶりをかけたこと
・一度変わり始めた学級をそのまま平衡状態から遠く離れた状態へともっていくために，機会を逃さず次の学習課題を設定したこと
・生徒たちの力に応じて次第に生徒自身に運営を委ねたこと

などが，鍵となる行為として抽出できるだろう。

特にオートポイエーシス・システムを用いて現象を分析するときに大切なのは，何をシステムの「構成素」とするか，すなわち，システムが再生産を続けているものは何か，現場の営みのなかで何が生み出されているかを注視することである。
　わかりやすいよう，「学級運営」より短い場面である「授業」を取り上げてみよう。
　海野らは，何かをオートポイエーシス・システムとして捉えようとするとき，何を「単位体」とし，何を「構成素」とするかが重要な課題だと指摘している。つまり，「そのシステムが作動を通じて何（＝構成素）を産み出しているのかを省察すること」，そして，「何（＝構成素）を生み出す「構造」を形成しているのかをみること」が重要だと述べている[33]。
　例えば，体育の授業で教師が，生徒同士を競争させることで生徒全員の体力を高めようと考えたとする。しかし，教師の意図に反して，実際には違うものが生み出されていくことがある。競争により運動能力の差が明白に結果として表れるなかで生徒のなかに序列ができ，運動が得意な子はどんどん体育が好きになり，運動が苦手な子はどんどん体育嫌いになるという思わぬ結果が生み出されることがある[33]。オートポイエーシス理論を用いて現象を見ることで，このこと（結果として生み出されているもの）に気づくことができるのである。
　覚えているだろうか。第1部で，自分が知らず知らずに伝えているメッセージに敏感になろうと呼びかけた。例えば，病院の就職説明会で看護部メンバーが病院長に深々とお辞儀をすることで，あるいは，入職式で新入職員が拍手するなかを病院幹部が入場することで，「医療の現場ではどの職種も新人も対等な仲間です」という言葉のメッセージと矛盾する，病院内のヒエラルキーに従えというメッセージが発信されたかもしれない。もちろん，礼節をもった対等な関係をつくろうというメッセージが伝わった可能性もある。大切なのは，「実際の反応」を見ることである。管理者が組織という生きものを扱う以上，今，ここで，何が

生み出されているかに注目すること，特に「繰り返し生み出されているもの」を注視することが大切なのである。

新しい挑戦

　「非平衡型認知理論」「オートポイエーシス理論」「システム論」など，日常用いない言葉を使うと，現場の管理実践と乖離したものだと思ったかもしれない。しかし実際には，現場の実践事例から「現場で必要とする知」や「いきいきとした知」を析出する解釈の枠組みとして使用できることを感じていただけただろうか。

　蘭らは，「力動的な学級の像をそのままに受容しながら分析していこうという枠組みは，これまでに困難とされた新たな学級論の展開を可能にする」とし，そのためにも，事例分析や調査による資料収集を積み重ねることが不可欠であり，新たな研究手法が求められると述べている[35]。また，海野らは，教育学における「学習観の転換」をめぐる論議は，「アカデミズムの理論的整合性を求めようとする研究者の『学術的関心』から生起したのではなく，授業の困難や不成立という厳しい現実のなかから，まさに『教育実践の必要』として提起」されたのだと述べている[33]。

　私たち看護管理者も，「管理実践の必要」から新たな研究手法を求めるときが来ているのではないだろうか。「オートポイエーシス理論」がその唯一の方法だと言っているわけではない。しかし，蘭らが述べているように，私たちの新しい研究手法，新しい理論構築は，「自己の枠組みの再構成という，まさに自己創出のメカニズムを経ることによってのみ展開される」のではないだろうか。

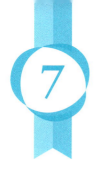

組織の内にある力が涌き出るとき

病床再編の事例

　以前雑誌で紹介した[37]，医科研病院の病床再編を事例としてとりあげてみたい。大きな変化を前に不安や不信感が高まっていた病棟が，1年後には，自分たちでよりよい看護を追求し工夫する病棟へと変わっていた。このプロセスを振り返り，事例に埋もれている現場の知を析出できればと思う。

　1年に及ぶ病床再編の一連のプロセスを振り返りまとめると図4-2のようになる。この図をみると，最初にすべてを計画し，その通りに進んだかのような誤解を与えるかもしれない。しかし，実際には看護管理者とスタッフが「よい看護を提供したい」という一心でそのときその場で起きつつあることにそのつど反応し，話し合い，それぞれの立場で対処し続けた結果である。

病院の概要と看護部のミッション

　医科研病院は1894年，北里柴三郎が設立した伝染病研究所の附置施設として開設された。疾病構造の変化や社会的関心の広がりを受け，1967年に医科学研究所に改組され，がんを含む難治性疾患も治療・研究対象となった。病院の使命は設立以来一貫して，基礎研究で得られた成果をいち早く実際の医療に役立て，その発展に結びつけることであり，135床という小規模病院でありながら先端医療の開発体制を整え，他の研究機関・医療機関とのネットワークを構築し，トランスレーショ

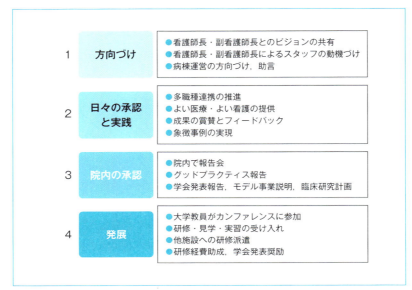

図4-2 病床再編の4つのフェーズ

ナルリサーチにも取り組んできた。

　私は2011年に看護部長に着任したが，その際，この歴史を踏まえて3つのミッションを掲げた。

　第1のミッションは看護という職業のミッションとして，看護の力で患者アウトカム，すなわち順調な回復や生活の質(QOL)，幸せ(well-being)，よい看取りなどに何らかの違いをもたらすことである。第2のミッションは，研究所の附属病院として新しい医療の開発や看護の発展に貢献することである。そして，第3のミッションは，社会から大切な医療スタッフを託されている看護部の責任として，多様なスタッフを大切に育成し，それぞれのスタッフの生活や人生の充実を支援することである。

　この3つをミッションとして看護部を運営することとした。

病床再編の背景

　病院の性質上，社会的ニーズや研究プロジェクトに応じて診療科が開設されたり，対象疾患が変わったりする。私が着任して半年後の 2011 年 10 月には脳腫瘍外科，翌 2012 年 4 月には骨再生医療科，9 月には緩和医療科が相次いで開設された。この報告は緩和医療科の開設に伴う病床再編事例である。

　医科研病院の緩和医療科は他診療科患者の症状緩和にコンサルトチームとしてかかわる以外に，他の医療機関から積極的治療の対象外となった患者を受け入れ，在宅緩和医療への移行を目指して症状マネジメントを行い，退院調整を行う機能を有していた。看取りのための療養環境を備えたホスピスとは性質が異なる。診療科開設後，少しずつ他施設からの転院患者が増え，2012 年 12 月以降は平均して 6～7 名の患者が入院するようになった。日常生活自立度（ADL）が低く，日々病状が進行する患者が大半であるため，緩和医療科は診療科長の意向で特定の病棟の看護師に負担が集中しないようにと，複数の病棟に患者を分散して入院させていた。その結果，表 4-1 のとおり，移植のため無菌管理をしている 7 階病棟以外で診療科の混在が進んだ。

病床再編の決断

　この頃，臨床研究の件数も増え，入院患者も 1 日あたり平均 72 名と 3 年前の 2 割増となっていた。看護師の増員や病棟クラークの新設，看護補助業務の一部外注化などで対応していたものの，4 階・5 階・6 階病棟の繁忙度が上がり看護師が疲弊してきていた。重篤な患者が複数いたり，個室に空きがない場合は診療科配置にこだわらず患者を入院させるため，診療科の混在がさらに進み，業務の煩雑化や，感染症患者と免疫不全患者の交差など医療安全上の問題も生じた。そもそも，エンド・オブ・ライフという極めて重要な時間を過ごす患者を当該病棟として受

表 4-1 診療科配置と平均在院患者数

	主な設備	再編前		再編後		
		診療科配置	平均患者数 2013年 2-3月	診療科配置	平均患者数 2013年 6-7月	平均患者数 2014年 2-3月
7階	無菌室	血液腫瘍内科（移植）	12.0	血液腫瘍内科（移植） _血液腫瘍内科（化学療法）_	22.2	22.0
6階	陰圧室	感染免疫内科 アレルギー免疫内科 関節外科 先端診療部 _緩和医療科_	22.9	感染免疫内科 アレルギー免疫内科 関節外科 先端診療部 _外科（内視鏡）_	23.3	25.3
5階	介助浴槽	血液腫瘍内科（化学療法） 骨再生医療科 _緩和医療科_	17.5	_緩和医療科_ _その他診療科（がん）_ 骨再生医療科	15.3	19.7
4階	観察室・リカバリー室	外科 脳腫瘍外科 _緩和医療科_	21.0	外科 脳腫瘍外科	18.9	25.4

※下線は病床再編により変更のあった診療科

け入れる病棟がなく，看護師の専門性を育めないことに問題を感じた。何人かの看護師と話すなかで，看護師自身も納得のいくケアを提供できないことに葛藤していることがわかり，「このままでは看護部の第1のミッションが果たせない。診療科配置を見直さなければならない」と考えるに至った。

当時，審査中の臨床研究が複数あり，翌 2013 年度には外科系を中心に新しい臨床研究が開始される見込みで，第2のミッションを果たすために4階病棟の患者増に備える必要もあった。そして，第3のミッションに照らしても，スタッフの健康と安全を守るために病棟間の繁忙度格

差の縮小が必要だと判断した。安定して2名夜勤を組むために各病棟に最低14名の看護師を配置する必要があり，看護師の傾斜配置で繁忙度格差に対応することには限界があったためである。

フェーズ1：方向づけ

●5階病棟看護管理者とのビジョンの共有

　病棟機能の変更に際しては，看護管理者のリーダーシップとマネジメントが非常に重要になる。表4-1のとおり当院には無菌室，陰圧室，観察室・リカバリー室を備えた病棟があり，それぞれ血液腫瘍内科(以下，血液内科)，感染免疫内科，外科系診療科の診療に適しているため，緩和医療科を1つの病棟に集中させるとしたら特別浴槽や特別室がある5階病棟が最適であった。しかし，5階病棟の看護管理者(看護師長および副看護師長2名)は血液内科の経験が長く，血液内科看護に高い専門性を有し愛着をもっていた。看護師にも血液内科看護を学びたくて当院に就職した者が多くいた。

　管理者の納得と決意が何よりも重要だと考えた私は，まず看護師長と個別に話をし，そのあと，看護師長，副看護師長，副看護部長と私の5名で話をした。病棟間で繁忙度に差があり，患者が混在し医療の質・効率ともに低下していること，緩和医療科を1つの病棟にまとめて，しっかりとエンド・オブ・ライフケアを提供したいことを伝えると，看護師長も副看護師長も全く同感だと話した。そして束の間の沈黙のあと，副看護師長の1名が「やっぱり，うち(5階病棟)ですよね」と言った。私も5階病棟しかないと思っていると伝えると，「そうですよね。でも，ショック〜」と言い，5階病棟の看護管理者3名で目標管理の最終評価をしながら次年度の目標を話し合い，勉強会の計画も立てたのだと話した。私は，判断の時期が年度末になったことを謝罪するしかなかった。3名は残念がりながらも，「もう決めたことなんですよね」と確認し，話し合いの最後には方針を受け入れてくれた。

●看護部会議でのビジョンの共有

2013年4月，看護師長・副看護部長・看護部長で構成される看護部会議で病床再編の必要性を説明した。各看護師長から各診療科に説明してもらうことを前提に，説明資料には表4-2のとおり看護師だけでなく病院全体にメリットがあることを示した。

診療科配置案は最も影響を受ける看護師の意見を反映するため看護部会議で作成し，それを5月初旬の診療運営委員会，および全診療科の医長と全看護師長が集まる医長師長委員会に提案した。1つの診療科から連携機会の多い診療科と同じ病棟を望む要望があり，その部分を修正することで全診療科の合意が得られた。

●病棟看護管理者による方向づけ

看護管理者のリーダーシップが重要だと考え，スタッフへの説明や動機づけは全面的に5階病棟看護管理者に任せた。彼女らはまず個々のスタッフと面接し，丁寧に思いを聞いていた。私は，管理者らからスタッフからは「ようやく血液内科がわかってきて面白くなったところなのに

表4-2　説明資料「各診療科の第一選択病棟の見直し」

■必要に応じて，どの病棟でもどの診療科でも受け入れる方針は変わらない
■しかし，第一選択病棟を定めることで以下の利点がある ・感染症患者と免疫不全患者の交差を回避 ・設備・医療機器・医療材料・薬剤の効率的な配置と管理 ・医師・薬剤師等の病棟移動や指示伝達の負担減による診療効率改善 ・看護師の専門性を高め，安全で良質な看護を提供 ・各病棟の業務特性・業務量に応じた人員配置 ・患者特性に適した業務スケジュール・療養環境の提供
■現在の問題点 ・7階病棟の空床が多い一方で4～6階の稼働が高まり，特性の異なる患者が混在し，医療の質も効率も低下している ・どんなに患者が少なくても夜勤を組むためにどの階にも14名以上の看護師を配置する必要があり，非効率な配置となる ・医師の増員等で4階・6階の患者が今後増加することが予想される

残念」「血液内科がやりたくてこの病院に来たのにショック」「どうしてうちの病棟なのか」「経験がない私に緩和ケアが務まるか不安」「ケア度の高い患者が集まって大変になるんじゃないか」などの声があったという報告を受けながら，それらは管理者自身の思いと重なるだろうに，よくぞ気持ちを切り替えて対応してくれているものだと感謝していた。

　看護師長と副看護師長はこの頃，「自分たちの気持ちの土台づくり」をして「ブレない対応」を心がけていたと後に学会で報告した[38]。「示されたビジョンを理解し共有し，管理者として自分たちがどうあるべきかを話し合い」，「ネガティブな発言はしない，前向きな姿勢を示す」ことを心がけていたそうだ。そのうえで，スタッフの気持ちを考慮しながら，管理者間で対応にズレが生じないよう情報共有し，役割分担して取り組んだという。

　5月中旬に患者の移動が始まり，5階病棟は緩和医療科中心の病棟になった。管理者らが連携してきめ細やかに問題解決を図っていることがわかったため，私は基本的には見守ることに徹していた。しかし，病棟だけで問題解決の糸口がみつからないときは一緒に考えた。例えば，緩和医療科の患者は転入時，事前の情報や転院サマリーよりADLが低いことや，患者・家族が転院の趣旨を正しく理解していないことがしばしばあった。「病室選択にもかかわるので正しい情報を伝えてほしいと医師に何度も依頼しているが状況が改善しない」と，管理者らから報告を受けた。管理者やスタッフが腹を立てる気持ちも理解できたが，医師に依頼しても解決を図れないのも事実で，そのような状況下で患者との関係がスタートするのもよくないと考えた。そこで，「それならいっそゼロから聞いてはどうか。転入はそのいい機会になる」と提案した。しばらくすると，管理者らは気持ちを切り替え，「病状は刻々と変化するのだからサマリーと違っても仕方がない。私たちがゼロから聞こう。自宅の状況も今後の希望も全部聞こう」と自分たちの言葉でスタッフに呼びかけていた。

フェーズ２：日々の承認と実践

　看護師がモチベーションを維持するには，よい医療・よい看護を提供できているという実感が不可欠である。私は組織横断的に活動している専門看護師などから５階病棟のスタッフが丁寧にケアを提供し，症状緩和により患者のADLが改善することもあること，患者・家族が感謝していることを聞き，そのつど賞賛を伝えていた。しかし，病棟では，スタッフらは手探りで緩和ケアを提供していることへの不安や，関係を築く時間がないまま患者が亡くなっていくことへの無力感をもっていた。管理者らは毎日のカンファレンスの内容や進め方を少しずつ変更しながら，スタッフが他職種と情報を共有し，方針の決定に参加できるよう工夫を重ねていた。

　再編後１か月になる頃，象徴的な事例に巡り合った。期間延長のために提出された家族付添許可申請書で付添者が「婚約者」から「配偶者」に変わっていることに気づいた私は，結婚を祝えないだろうかと思い病棟へ行った。すると，私をみつけた副看護師長が開口一番，「部長，結婚式をしてもいいですか？」と言った。「もちろん。ぜひやって」と答えると，すぐに５階病棟にかかわる医療スタッフが総出で分担して準備が始まった。患者の病状から１日も早く実現する必要があり，家族と友人が衣装やケーキを準備し，看護師は身なりを整え，薬剤師は覚醒度を調整した。看護補助者は花を摘んで部屋を整え，理学療法士は他の患者に呼びかけライスシャワーならぬ折り鶴シャワーの準備をした。そして，医師が電子ピアノを演奏し，院内での結婚式が執り行われた。患者はほほえみ，家族も大切な時間を過ごした。そして，医療スタッフには温かい一体感が生まれた。

　次の日，看護師長はしみじみと「最初からできないって思わなくていいんですね。患者や家族の希望を聞いて，それを何とか実現することが私たちの仕事なんですね」と話し，これを機に考え方が変わったと話した。

フェーズ３：院内の承認

　５階病棟では，管理者もスタッフとともに学ぶ姿勢で一緒に事例を振り返り，患者はどうしたかったのか，自分たちはどんな看護を提供したかったのか，どうすれば実現できるかを話し合うようになった。病棟運営が軌道に乗ったように見え，すっかり安心していた私だが，看護師長から思いがけないことを言われた。「他の階の看護師や医師から『５階は何やってるの？』って言われる。私たちは頑張っているけど，正しく理解してもらえていない」というのだ。最先端医療を開発するミッションをもつ当院では，よい医療・よい看護をしているだけでは評価されないことに気づいた。

　そこで７月，５階病棟の取り組みとその意義を伝えるために報告会を開いた。緩和医療科の医師には私から，医科研病院の緩和医療科は積極的治療を終えた患者の心身の状態や在宅療養環境を整え，在宅緩和医療へ移行するプロジェクトに取り組んでおり，これからの医療のモデル構築に寄与していることを説明してほしいと依頼した。また，医師・薬剤師から直近の学会発表や今後の臨床研究計画など，「新しい医療の開発」という当院のミッションを担っていることを伝えてもらった。看護師からは結婚式の事例を紹介し，多職種連携で「患者アウトカムに差を出す」という看護部のミッションに取り組んでいることを伝えてもらった。

フェーズ４：発展

　しかし，エンド・オブ・ライフケアの取り組みは始まったばかりであり，相対化して自分たちを評価する必要があった。東京大学の家族看護学の教員に多職種カンファレンスに参加してもらったり，他施設からの研修・見学や看護学実習を受け入れたりして，外部からフィードバックを得る機会を増やした。11〜12月には病棟で選んだ３つの病院の緩和

ケア病棟にスタッフが見学研修に行った。5階病棟はホスピスではなく，混合病棟であるため，専門病棟との違いを改めて感じたようだが，多くの学びを得て戻ってきた。葛藤や課題は尽きることがなかったが，管理者だけでなくスタッフも一緒に医師と話し合うようになり，よりよい体制を模索していた。年度末には，管理者もスタッフも「緩和ケアを学びたい」と話し，1名は認定看護師教育課程に進み，9割のスタッフがその年のうちに緩和ケアに関する院外研修や学会に参加した。

そして，予測どおり2013年度末には病院全体の入院患者数が増えたが，表4-1のとおり各階で20～25名の患者を受け入れ，対応することができた。

事例報告会

看護部では毎年2回，「グッドプラクティス報告会」と題する事例報告会を開催していた。11月の報告会では，患者の希望で在宅移行の準備を進めていたところ，中高生の子どもたちが患者の病状を理解していないことに看護師が気づき，家族を集めて「看護師によるインフォームドコンセント」を実施した例が報告された。看護師の説明により子どもたちが患者の病状を理解し，在宅療養のイメージをもって協力体制をつくることができ，在宅に移行できたという報告であった。「看護師によるインフォームドコンセント」という言葉に専門職としての自律性を感じ，目指している看護に近づいている手応えを感じて感激したことを今も覚えている。

年度末の2月の報告会では，「緩和ケアは超急性期」という合言葉で，刻々と病状が進行する患者だからこそ緊張感をもって入院時から迅速かつ濃密にかかわり，半数以上の患者が在宅療養に移行できたことが報告された。研究にも取り組み，翌年には学会発表を行った。

総合評価

2013年度の5階病棟最終評価に書いた私の総合評価を紹介したい。

病棟再編という大きな変化に際して，看護師長，副看護師長がしっかりと連携し，強いリーダーシップにより1年間病棟を運営したことを高く評価したい。いくつもの素晴らしい実践事例があったのは，スタッフが学びながら，患者のためによいケアを提供する努力を続けたからであり，また，高い感性で倫理的課題に気づき，そのつど話し合って対応を模索したからこそである。次年度も引き続き取り組みを期待したい。

1年を振り返って

　看護師長や副看護師長の各フェーズでの判断と行動がなかったら，病棟再編は全く違った結果に終わっていただろうと思う。多くのスタッフが意欲を失い，不満をもち退職してしまうこともあり得たのである。しかし，5階病棟は退職者を出さず，高いモチベーションを保って大きな変革をやりとげた。当時のことを看護師長，副看護師長2名とともに振り返って話す機会があった[39]。彼女たち管理者3名は，スタッフに伝える前に集まって話し合い，「自分たちの気持ちの土台づくり」をしたそうだ。このときには，管理者3名とも自分たちの病棟が緩和医療科の配置に最も適していることを納得したことで，「これからどうするかをすぐに前向きに考え始め」ることができ，「新しく何ができるかとワクワクする気持ち」がある状態になっていたそうだ。看護師長は「看護部のミッションである『看護の力で，患者さんのアウトカムに何らかの力をもたらす』ことが常に思考のベースにありましたので，病床再編という変化を受け入れて，管理者が同じ方向を向いて，"ブレない姿勢"を貫くことができた」と話した。おそらく，管理者たちのこの「自分たちの気持ちの土台づくり」が変革のプロセスを支えたのだと思う。

　スタッフからは，「どうして自分たちなのか」という戸惑いが広がったそうだが，「ちょっとした揺らぎを私たち管理者がキャッチ」し，副

看護師長が「つなぎ役」となって環境を整え，スタッフとともに新しい病棟をつくっていったそうだ。このときの雰囲気を看護師長は，「1〜2年目の若手スタッフも含めて皆が一丸となって進んでいく雰囲気がありました。さらに開かれた風土があり，スタッフ同士でよいところも悪いところも言い合って高めていくことができました。皆が等しく初めて取り組むことでしたから，管理者自身もわからないことはわからないと言える雰囲気がありました」と話した。副看護師長は，「再編直後は大変そうだったけど，途中からは仕事に来るのに全然ストレスがない，嫌じゃないという声を皆から聞きました」と話した。

8 現場から看護管理の知をつくろう

オートポイエーシス理論で紐解く

　この事例は，直面した課題に対して，現場の看護管理者がそれぞれの立場で夢中になって取り組んだ結果，何とかうまくいったというものである。もちろん，看護管理の現場ではうまくいかなかったことも数えきれないほどある。だからこそ，うまくいった事例でも，うまくいかなかった事例でも，「あのとき何が起きていたのか」を丁寧に振り返り，今後につながる示唆を得たいと思う。なぜうまくいったのか。なぜうまくいかなかったのか。うまくいったといえるなら，なぜ，どの点に「うまくいった」と感じたのか。これらを突き詰めることで，時空間を超えて利用可能な「看護管理の知」を見いだせるのではないだろうか。

　私たちがこの事例を「うまくいった」と感じたのは，上司（看護部長である私）が思い描いたとおりになったからではなく，看護管理者とスタッフが前向きに取り組むことを決意し，それぞれの立場で次々と課題に気づき，葛藤し，話し合いを繰り返し，模索しながら新しい病棟を創り上げていったからであり，その取り組みを通じて良質なケアを提供する体制とチームとしての一体感が育まれたからである。

　最初から到達点があったわけではなく，自分たちで自分たちのあり方を創り出すようになった点に注目すれば，「オートポイエーシス理論」を用いて読み解くことができるだろう。病床再編前は，「これが私たちの看護」だと業務内容や知識や価値の体系が「平衡状態」にあったが，病床再編という事態に直面して平衡状態が揺らぎ，やがて看護管理者とスタッフが自らの力で平衡から遠く離れた状態へと組織を動かした。1

つの実践が「もっと私たちにできることがある」「最初からできないって思わなくていい」「限界を設けず患者にとってよいことを実現しよう」と，次の新しい実践を再生産する「オートポイエーシス」の状態に至ったと解釈することも可能だろう。

　管理者らの語りからは，病棟内のあらゆる単位で，フォーマルな会議やインフォーマルな会話など対話が重ねられ，ミッションに照らしながら自分たちの日々の看護活動を振り返り，何ができるかを考えていたことがわかった。また，管理者らが「ブレない姿勢」をもちながらも，「管理者自身もわからないことはわからないと言える雰囲気」があり，1～2年目も含めてスタッフ全員が意見を出し合い，大小さまざまな問題をそのつど自分たちの力で解決していっていた。これらが，病床再編を通じて「開かれた組織」となった，成功の鍵だったのではないだろうか。

「学習する組織」づくりとして紐解く

　佐々木は，この病床再編事例を「単に1つの事業の成功ではなく，変化に適応できる組織づくりが含まれている」として，ピーター・M・センゲが提唱する「学習する組織」[40]のプロセスとして読み解いた[41]。佐々木は，「複雑で変化の激しい時代において，組織の使命に沿った事業展開を行っていくためには，組織の構成員全員が自ら考え組織として学び続けることが求められる。そこには，方針にいかに従わせるかではなく，学習する能力を引き出すマネジメントが必要となる」と述べ，センゲが「学習する組織」をつくるためのディシプリンとして紹介した，「システム思考」「自己マスタリー」「メンタル・モデル」「共有ビジョン」「チーム学習」の5つを用いて，この病床再編事例を解説した。

　例えば，ミッションの確認・伝達の際に病院や社会のニーズを考える機会を提供し広い枠組みで捉えるよう促していたことや，学会発表や他施設見学により広い視野で捉え直す機会，何が問題かを医師側の背景も

含めて考えたことなどが,「システム思考」を育んだのではないかと指摘している。

　また,「自己マスタリーを育むためには,ビジョンを語ること,現実を正しく認識すること,ビジョンと現実の乖離を学習の推進力にできるようにすることが大切」だが,この事例では,どんな看護がしたいのかを考える機会が多くあり,語り合うことで個々のビジョンが表出され共有ビジョンをもてたことや,管理者による面談で不安の表出が推奨され,管理者は表出された気持ちを受け止めながらも前向きな姿勢を示したため,理想と現実の乖離に対応できるという自信をスタッフにもたらし,「自己マスタリー」を育んだのではないかと推察している。

　さらに,管理者やスタッフたちの「メンタル・モデル」が,「病院は治療を行う場所」から「患者の幸せを実現する場所」に変わったり,「医師が決めたことは絶対」から「自分たちで変えることができる」に変わったり,「緩和は違う」から「緩和も同じ看護」に変わったことを指摘し,「最初からできないって思わなくていい」と気づいたことが「理想と現実の乖離のテンションに耐える力」につながったと述べている。

　「共有ビジョン」については,ただ看護部長がビジョンを述べたり,個人がビジョンをもっているだけでは「共有」しているという感覚をもてないが,病棟での結婚式などの実践を通してビジョンの実現を実感したことや,院内で発表することで自分たちのビジョンと実践とのつながりを言葉で表したことで,共通の理解を深め,共有している感覚を育めたのではないかと考察している。

　また,管理者とスタッフが何度も話し合い,それぞれの立場で対処し続けたこと,管理者自身もわからないことはわからないと言える雰囲気があったこと,結婚式などの成功体験を振り返り意味づけられたことなど,信頼し,共有し,前向きに捉え,一緒に学習し考える姿勢が「チーム学習」を育んだのだろうと述べている。

実践に埋もれた知の析出から現場に活きる「看護管理の知の体系」を

　このように，オートポイエーシス理論や「学習する組織」など，組織のダイナミクスを説明する理論を解釈枠組みに用いることで，看護管理の実践事例からプロセスを重視した「いきいきとした知」を得ることができる。さらに，これらの理論も過去に事例分析を通じて構築されてきたことを考えれば，実践事例を丁寧に分析することで，既存のマネジメント理論とは異なる，看護管理の現場により適合する新しい理論を構築できるかもしれない。看護管理実践に埋もれた知を析出することで，現場に活きる「看護管理の知の体系」を構築していきたいと思う。

⑨ まとめ

　中村の『入門　組織開発—生き生きと働ける職場をつくる』[42]を読んだとき，私が現場で看護管理者として懸命に取り組んできたことは「組織開発」という概念のもとですべてつながるのだと気づき，これから研究者となった私が取り組むべき道が急に拓けたように感じたことを覚えている。看護管理者は，個々の看護師の成長や力の発揮を支援しながら，自分の部署のミッションを果たすために目標を定め，日々の部署運営をしている。しかし，それらに力を注ぎながら，目指しているのは，組織のメンバーが自ら課題に気づき，相互に助け合い，提案し合い，学びながら，質の高い看護を提供しようと主体的に取り組む状態になることではないだろうか。活性化された組織は，その組織にいる個々のメンバーの学習と成長も促すはずである。

　組織を活性化するには，まずはスタッフたちが安心して働ける土台づくりが必要である。そのうえで，「学習する組織」あるいはオートポイエーシスに至った状態へと組織を発展させたい。成功事例から実践に埋もれている知を析出し可視化することで，時空間を超えて別の看護管理者が「組織の発展」に活かす「知」を得られるのではないだろうか。現場に活きる「看護管理の知の体系」を構築する作業はこれからの私の大切なライフワークとなるだろう。現時点の分析や考察で言えるのは，「組織の発展」を促す鍵は，自らのミッションを問い，対話によりスタッフと共有することとスタッフと組織が内に有する力を信頼しエンパワメントすることにある。

引用文献

1）アブラハム・H・マズロー（著），小口忠彦（訳）：人間性の心理学—モチベーションとパーソナリティ．産能大学出版部，1987
2）新村出（編）：広辞苑（第6版）．岩波書店，2008
3）三木明子，他（編）：看護職が体験する患者からの暴力—事例で読み解く．p 59, 日本看護協会出版会，2010
4）前掲書3），pp 30-37
5）日本経営者団体連盟人事賃金センター（編）：職務区分別人事考課の考え方と実際．pp13-34, 日経連出版部，2002
6）Porter LW, Lawler EE: Managerial attitudes and performance. p 165, Homewood IL: Richard D. Irwin, Inc., 1968
7）Adams JS: Inequity in social-exchange. In Berkowitz L (Ed.): Advances in Experimental Social Psychology Vol.2, pp267-299, Academic Press, 1965
8）中島義明，他（編）：心理学辞典．有斐閣，1999
9）コトバンク人材マネジメント用語集：ゴーレム効果．https://kotobank.jp/word（2016年7月8日アクセス）
10）野原茂：人が育ち，会社が活きる人事考課—第1回人事考課とは．賃金事情 2608：43-45, 2011
11）野原茂：人が育ち，会社が活きる人事考課—第3回絶対考課とは（その1）．賃金事情 2612：50-51, 2011
12）武内崇夫：育成型人事考課の設計と運用—前編．師長主任業務実践 345：7-31, 2011
13）野原茂：人が育ち，会社が活きる人事考課—第4回絶対考課とは（その2）．賃金事情 2615：45-46, 2011
14）Boyatzis RE: The competent manager; a model for effective performance. Willy-Interscience, 1982
15）岡田浩治：コンピテンシーマネジメントの実際．産業・組織心理学研究21(1)：51-54, 2007
16）武村雪絵：看護管理に活かすコンピテンシー—成果につながる「看護管理力」の開発．メヂカルフレンド社，2014
17）ライル・M・スペンサー，他（著），梅津祐良，他（訳）：コンピテンシー・マネジメントの展開（完訳版）．生産性出版，2011
18）ダニエル・ゴールマン，他（著），土屋京子（訳）：EQリーダーシップ—成功する人の「こころの知能指数」の活かし方．日本経済新聞社，2002
19）松下博宣，他：クリニカルラダー・人材開発システム導入成功の方策—看護部活性化・良質の看護サービスの決め手．日総研出版，2004
20）加藤恭子：第1章　日米におけるコンピテンシー概念の生成と混乱．西脇暢子，他：組織流動化時代の人的資源開発に関する研究—組織間協力と組織間人

材移動をふまえた人材開発・育成・活用の問題を中心として，産業経営プロジェクト報告書 34-2 号，2011
21) 河本英夫：オートポイエーシス―第三世代システム．p 11，青土社，1995
22) 蘭千壽：変わる自己 変わらない自己．p 3，金子書房，1999
23) ウンベルト・マトゥラーナ，フランシスコ・ヴァレラ(著)，河本英夫(訳)：オートポイエーシス―生命システムとはなにか．国文社，1991
24) 前掲書21)，pp 150-151
25) Cook SD, et al: Culture and organizational learning. J Manage Inq 2(4): 373-390, 1993
26) Takemura Y: Clarification of the organizational-routine learning process: comparison of novice and experienced nurses newly assigned to a ward. Journal of Society of Nursing Practice 27(2): 19-30, 2015
27) 前掲書21)，pp 64-65
28) 前掲書21)，p 66
29) アーロン・アントノフスキー(著)，山崎喜比古，他(監訳)：健康の謎を解く―ストレス対処と健康保持のメカニズム．有信堂高文社，2001
30) 前掲書23)，pp70-71
31) 前掲書21)，pp 335-336
32) 前掲書21)，p 176
33) 海野勇三，他：授業のオートポイエーシスと授業研究：教えと学びの生成過程を捉える体育授業研究の探究．山口大学教育学部附属教育実践総合センター研究紀要 第11号，pp 61-79，2000
34) 蘭千壽，他：自己創出システム変容のメカニズム．防衛大学校紀要人文科学分冊，第85号，pp 49-62，2002
35) 蘭千壽，他：教育場面における非平衡型認知理論の検討．防衛大学校紀要人文科学分冊，第76号，pp 19-53，1998
36) 前掲書22)，pp 69-121
37) 武村雪絵：病床再編時の看護管理―スタッフのモチベーションと看護の質をいかに維持し，高めるか．看護管理 25(8)：696-702，2015
38) 武村雪絵，他：病床再編時の看護管理―スタッフのモチベーションと看護の質をいかにして維持し高めるか．第18回日本看護管理学会学術集会 抄録集．p162，2014
39) 佐藤博子，他：【座談会】病床再編時の看護管理―スタッフのモチベーションと看護の質をいかに維持し，高めるか．看護管理 25(9)：814-821，2015
40) ピーター・M・センゲ(著)，枝廣淳子，他(訳)：学習する組織―システム思考で未来を創造する．英治出版，2011
41) 佐々木美奈子：「学習する組織」づくりとしての考察．看護管理 25(10)：910-915，2015
42) 中村和彦：入門 組織開発―活き活きと働ける職場をつくる．光文社，2015

おわりに

　大学院での研究活動を通じて学んだことや身につけたことが，私が突然看護管理者となったときに大きな力となり，私を支えてくれた。また，私は職場の環境に恵まれ，多くの看護管理者たちの実践を見て，語りを聞くなかでさまざまなことを学ぶことができた。そして，上司や同僚，部下たちとともに懸命に課題に取り組み，スタッフの反応やケアの変化を当事者として経験するなかで多くを学ぶことができた。私が学んだのは，対話によりミッションを共有することと，スタッフの力と可能性を信頼しエンパワメントすることの2つが看護管理の鍵だということである。本書を通じて，皆さんにお伝えできたならばうれしく思う。
　再び研究者に戻った今，これまでの感謝の思いを込めて，現場で起きていることを，時空間を超えて他の管理者が参照し活用できる「知」に変換する作業に取り組みたいと思う。
　オートポイエーシス理論を用いて体育の授業研究の再解釈を試みた海野らは，「アカデミズムの理論的整合性を求めようとする研究者の『学術的関心』」からではなく，「授業の困難や不成立という厳しい現実のなかから，まさに『教育実践の必要』」として「教えるシステム」（伝達型の学習）から「ともに学ぶシステム」（生成的な学び）へと学習観の転換が教育課題となり，従来の授業研究の方法論とその基底を成す授業システム観の根本的な見直しが必要となったと指摘した[1]。そして，これはそれまでの「授業研究とその成果に対する教育実践の側からの"異議申し立て"」だと理解できると述べている[1]。医療保健福祉のあり方が大きく転換している今，看護管理者も，現場の実践に活きる知を必要としているのではないだろうか。

海野らは，オートポイエーシス理論を授業研究の解釈の枠組みに用いてみて，今後の研究方法論について以下の点が必要だろうと述べている[1]。

- ❶徹底した事例研究をする。実践にこだわり省察する。特に，どのような構成素・構造が反復的に産出され，システムの作動においてどのような関係性があるかを実践事例に分け入って析出する
- ❷システムの内側から行為者の視点で観察する
- ❸継続的な参与観察とともに行為者の語りを分析する
- ❹行為者と共感的な関係を結びながら行う

　日本中の看護管理者が試行錯誤しながらさまざまな課題に取り組んでいることだろう。まだ始まったばかりだが，これらの実践事例から，看護管理の「知」を生み出す事例研究の方法論を拓いていきたいと思う。そして，実践事例から析出した「知」を現場に還元し，看護管理者が活用できるようにすることが，これからの私の大切な仕事になる。「看護管理の知」の体系化に，微力ながら貢献したいと願っている。

　最後に，私が感動した，伊藤淳子訳『心が安まる老子』[2]のことばを紹介したい。働く人々がエンパワメントされ，組織が活性化した状態では，人々は，リーダーのおかげではなく，自分たちの力でやり遂げたと思うだろう。この状態を目指し，喜ぶリーダーでありたい。

> もっともすぐれたリーダーは，政治力で自らを誇示することは避ける。
> 部下や働く人々にはそういう人がいるなと思うくらいの存在感しかない。
> だから，管理下にいるとか，統治されているといったプレッシャーを感じさせない。
>
> その次にすぐれたリーダーは，人々に親しみを感じさせ，誉めたたえられるような存在となり，尊敬される。

やや落ちたリーダーは人々から恐れられる。

最悪のリーダーは人々から馬鹿にされる。

リーダーとなる人は，誠実でなければ，信頼されない。
しかし，目立つ必要はないのだ。

なにか口に出すべきときでも，説明したり，命令したりせずに言葉を選ぶ。

大成功したときに，人々は，誰かのおかげだなんて思わない。
自分たちだけでやり遂げたと言うだろうが，それでいいのだ。

リーダーとして為すべきことをしても誰にも知られないし，誰からも感謝されることがない。

大きなリーダーとは，大自然のような存在なのだ。
誰からもなんとも思われなくても，偉業を粛々と成し遂げていく。

引用・参考文献

1）海野勇三，他：授業のオートポイエーシスと授業研究：教えと学びの生成過程を捉える体育授業研究の探究．山口大学教育学部附属教育実践総合センター研究紀要　第11号，pp61-79，2000
2）伊藤淳子(訳)：第17章リーダーの資質．心が安まる老子．PHP研究所，2006

索引

あ行

アクションリサーチ　79
アコモデーション　80
新しいルールと意味の創出　151
安心して働く土台づくり　182
暗黙知　92, 99
育成機能　197
意思決定する人間　45, 62
イノベーション　74
5つの人間観　44
意味の深化　156
エキスパート化　98
エドガー・シャイン　96
エルトン・メイヨー　56
エンパワメント　6, 16
オートポイエーシス　206, 211, 243

か行

開放系　207
科学的管理法　47
学習する組織　244
価値・知識を創造する人間　45, 78
看護管理の知　243
患者の幸せ　17
患者を知ろうとする姿勢　157
期待理論　190
キャリア発達　96
境界の問い直し　153
共感の物語　25
共鳴を呼ぶ語り　85

近代組織論，近代管理論　62
勤務割振表　186
経営人モデル　65
経済人モデル　51
権限受容説　67
健康生成論　210
公正な評価と報酬　190
公正理論　193
行動化　121
公平理論　190
合理的経済人としての人間　45, 47
ゴーレム効果　195
顧客　72
コンピテンシー　202

さ行

裁量時間の確保　129
自己管理　76
自己組織化　209
仕事の生産性　75
システム思考　10
実践知　99
しなやかさ　107, 166
支配ルール　105
社会的感情人としての人間　45, 56
熟達化　98
責任・貢献・成果を欲する人間　45, 70
絶対評価　198
全人モデル　65
選別機能　197
専門職的発達過程　125

253

創造的熟達化　99
相対評価　198
組織開発　247
組織が内にもつ力　181
組織的知識創造　83
組織の存続要件　64
組織目標　40
組織役割　28
組織ルーティン　104, 112
　── からの時折の離脱　136
　── の学習　110
　── を超える行動化　120
組織ルール　111
ソフトシステムズ方法論　79

た行

タスク管理　49
多様性・多面性　85, 92
チェスター・バーナード　62
超過勤務縮減　187
定型的熟達化　99
適応的熟達者　99, 103
手際のよい熟達者　99
動的平衡　208
道徳的なリーダーシップ　69
時折の部分最適　149
ドレイファスモデル　98

な行

人間関係論　60
人間観の変遷　44
ノルマ管理　39

は行

ハードシステムズ方法論　79
パトリシア・ベナー　98

場面役割　28, 34
ピーター・ドラッカー　70
ピグマリオン効果　195
ビジョンの共有　235
評価制度　197
病床再編　231
フレデリック・テイラー　47
ヘンリー・フォード　53
暴言・暴力・ハラスメント　185
方向づけ　235
ホーソン実験　57
補佐という役割　29

ま行

マーケティング　74
マズローの欲求階層説　182
マニュアル化　49
マネジメント　37, 72
マネジメント理論の変遷　44
ミッション　16, 22, 231
ミュール実験　57
目標管理　39, 76, 81
問題解決思考　126

や行

役割発揮　31
揺らぐ余地を残した安定　166

ら行

リーダーシップ　37
離職率　20
臨床の知　79
倫理的課題　149
ルーティン　100
ルーティン・エキスパート　99, 102